LA GESTION DE LA COVID-19 AU BURKINA FASO

Leçons apprises et perspectives pour le futur

Zakaria SORÉ
Abdoulaye SAWADOGO
Bowendsom Claudine Valérie ROUAMBA/OUÉDRAOGO

LA GESTION DE LA COVID-19 AU BURKINA FASO

Leçons apprises et perspectives pour le futur

L'Harmattan
Burkina Faso

5-7, rue de l'École-Polytechnique ; 75005 Paris
www.editions-harmattan.fr

ISBN : 978-2-336-59688-4
EAN : 9782336596884

Remerciements

Le programme de recherche-action dont les résultats sont présentés dans cet ouvrage a été financé par le Fonds National de la Recherche et de l'Innovation (FONRID).

SOMMAIRE

COMITÉ SCIENTIFIQUE

COMITÉ DE LECTURE

Les auteurs

Marcel Bagaré (marcel.bagare@yahoo.fr) est Enseignant-Chercheur en Sciences de l'Information et la Communication à l'École Normale Supérieure à Koudougou au Burkina Faso. Il a pour champ d'investigation les pratiques journalistiques, la connaissance des médias traditionnels et aussi numériques en situation de crise.

Béli Mathieu Daïla (dailamathieu@yahoo.fr) est Maître Assistant en Sciences du langage et Enseignant Chercheur au département de Lettres modernes de l'Université Daniel OUEZZIN COULIBALY. Ses travaux portent sur la sociolinguistique, l'analyse du discours, les pratiques langagières et les formes de communication.

Paul-Marie Moyenga (moyenga_pm@yahoo.fr) est Docteur en Sociologie. Enseignant-Chercheur en Sociologie du développement à l'Université Joseph KI-ZERBO au Burkina Faso et membre du Laboratoire Genre et Développement, ses recherches portent sur les ruralités contemporaines africaines et l'identité culturelle africaine.

George Rouamba (georgerouamba@gmail.com) est Docteur en anthropologie sociale et culturelle. Il est enseignant-chercheur au département de sociologie à l'Université Joseph KI-ZERBO et membre du Laboratoire Genre et Développement. Ses travaux se concentrent sur les enjeux sociaux, économiques, politiques et moraux de la géronto-croissance dans les sociétés dites « jeunes ».

Valérie Rouamba/Ouédraogo (claudvale@yahoo.com) est Professeure Titulaire de Sociologie à l'Université Joseph KI-ZERBO et responsable du Laboratoire Genre et Développement. Ses centres d'intérêt portent sur les questions éducatives, la problématique genre et développement et la gestion des conflits.

Abdoulaye Sawadogo (sawadabdoulaye@gmail.com) est docteur en sociologie, enseignant-chercheur au département de sociologie à l'Université Joseph KI-ZERBO. Ses travaux de recherche portent sur les problématiques du développement durable, la gestion des ressources naturelle, de l'environnement et du One Heath.

Zakaria Soré (zakaria.sore@ujkz.bf) est docteur en sociologie et enseignant-chercheur au département de sociologie à l'Université Joseph KI-ZERBO au Burkina Faso. Il est responsable de l'équipe de recherche *Genre, sécurité, déplacements forcés et résilience* du Laboratoire Genre et Développement. Il a été lauréat du Programme Pilot African Postgraduate Academy (PAPA).

Bouraïman Zongo (bouraiz@gmail.com) est enseignant-chercheur à l'Université Joseph KI-ZERBO. Ses travaux de recherche portent sur les médias, l'information et la communication, en particulier la communication de crise, la communication interculturelle, la mobilisations sociale, l'action publique et le développement territorial, la gouvernance sécuritaire.

Tongnoma Zongo (ztongnom@gmail.com) est maître de recherche à l'institut des sciences des sociétés (INSS)/ CNRST au Burkina Faso. Il est titulaire d'un doctorat réalisé en cotutelle. Ses axes de recherche sont orientés actuellement sur l'après mine, la mine responsable, l'encadrement de l'orpaillage dans un contexte crise, les liens entre ressources naturelles et groupes armés.

INTRODUCTION GÉNÉRALE :

LA GESTION DE LA COVID-19 AU BURKINA FASO : APPRENDRE D'HIER POUR L'AVENIR

Soré Zakaria, Rouamba/Ouédraogo Bowendsom Claudine Valérie & Sawadogo Abdoulaye

En août 2020, le Fonds National de la Recherche pour l'Innovation et le Développement (FONRID) dans l'optique de soutenir la recherche et l'innovation pour contribuer à la lutte contre la Covid-19, lance un appel à projet de recherche. Cet appel avait pour objectif de sélectionner des projets qui puissent rapidement aider à la compréhension de la Covid-19 et à sa prise en charge efficace, ainsi qu'à améliorer la riposte et organiser une veille scientifique face aux autres maladies infectieuses. Pour répondre à cette invite à la science, une équipe interdisciplinaire composée de sociologues, d'anthropologue de la santé, de médecin, de géographe, de communicateurs, de praticiens des sciences du langage ont formulé une note conceptuelle intitulée « Représentations sociales du Covid-19 et respect des mesures barrières dans les marchés et yaars de la ville de Ouagadougou ». La cible de l'étude est composée des acteurs des marchés et yaars ; un groupe social dont l'activité a été impactée par les mesures de ripostes politiques et sanitaires contre la Covid-19, mais surtout un groupe numériquement important dont l'adhésion aux mesures sanitaires détermine la suite de la lutte contre la maladie.

Ce projet se plaçait dans un entre deux : recherche fondamentale et recherche action. En effet, il avait pour objectif de saisir les représentations sociales des acteurs du marché afin de contribuer à la formulation d'une réponse efficace et adaptée aux réalités sociales des populations.

Une fois sélectionné, le projet a été mis en œuvre grâce à une démarche méthodologique plurielle combinant approche de la sociologie, de l'anthropologie, de la géographie, des sciences du langage et des sciences de l'information et de la communication. Au regard de l'ambition de l'équipe à influencer l'action de la lutte contre la Covid-19 en alertant sur la nécessité de prendre en compte les besoins et les attentes des populations, plusieurs entrées théoriques qui s'entrecroisent ont été mobilisées. Du fait de la rareté de la production scientifique sur la Covid-19, la démarche inductive a été privilégiée. Cette « entrée sur le terrain » a permis d'observer les pratiques des acteurs tout en évitant soigneusement de leur faire des propositions de réponses qui pourraient être décalées de la réalité. Du reste, J-P. Olivier de Sardan (1995) insiste sur le fait que l'induction permet de saisir les logiques pratiques et les écarts entre normes et usages. L'induction a permis de saisir les formes de résistance contre les normes médicales et politiques prescrites au moment où l'État met les efforts pour imposer les mesures barrières. Cette immersion au cœur de la réalité des marchés et *yaars*[1], a permis de voir la mise en scène de la vie quotidienne (E. Goffman, 1973). En effet, nous avons pu observer comment les commerçants, en fonction du statut de l'acteur qui arrive, développent des comportements de rejet ou de soumission aux mesures barrières. Z. Soré (2022) avait montré cela en ce qui concerne les étudiants de l'université Joseph Ki-Zerbo. Au cœur de notre démarche, une place

---

[1] Le mot *yaar*, d'origine anglaise est utilisé depuis fort longtemps par les citadins pour désigner les marchés de quartier. Ce mot déformé a donné *yaré* en langue locale mooré. Les deux formes du mot sont utilisées. C'est la forme en quadrilatère (rectangle ou carré) des marchés qui est à la base de l'utilisation de ce mot (Bagbila 1993).

importante a été réservée à la narration symbolique, ce qui a permis de voir comment les mots ont été utilisés pour dépeindre la face mortifère de la maladie telle que présentée par l'Organisation mondiale de la santé (OMS) et en même temps, comment ces mots servent de catalyseurs pour se sortir de la pression médicale et faire face aux incertitudes. Dans la volonté de proposer des outils adaptés aux réalités des acteurs des marchés et *yaars*, les commerçants ont été au centre de notre dispositif d'enquête. Cette position des commerçants dans la recherche a permis de co-construire des réponses programmatiques à la maladie et d'identifier les outils de communication essentiels dans le processus d'éducation à la santé pour accompagner la riposte.

1. PARLER DE LA COVID-19 EN 2025 :

QUEL INTÉRÊT POUR LA SOCIÉTÉ

Cinq ans après le début de la pandémie, en Afrique et particulièrement au Burkina Faso, les populations sont convaincues que la Covid-19 a été une arnaque. Cette idée ancrée n'épargne pas le monde de la recherche. De nombreux scientifiques s'interrogent sur la pertinence d'écrire aujourd'hui, sur la Covid-19, un « sujet mort ». La négation des risques liés à la Covid-19, la mise en cause des mesures de prévention préconisées par les organisations internationales par une partie des populations, des dirigeants politiques et des scientifiques du monde occidental ont montré que l'adhésion à la « rationalité occidentale » n'y était pas du tout unanime (J-É. Charlier et al. 2022, p. 12). Nous avons pris le pari de ramer à contre-courant de ces prises de position et éclairer la science et le politique sur l'importance de la compréhension de la gestion de situation difficile comme celle connue par le monde au déclenchement de la pandémie de la Covid-19.

Cinq ans après la détection des premiers cas de Covid-19 au Burkina, un retour sur sa gestion, les attitudes des populations face aux mesures prises par les autorités politiques et sanitaires, est nécessaire. Il permettra de se documenter pour la postérité. C'est à cet objectif que répond cet ouvrage. Il traite ainsi la reconfiguration des relations sociales. Il permet de saisir les logiques des résistances latentes et manifestes des sociétés dans les contextes d'incertitude. La pertinence de notre travail sur la Covid-19 repose sur les éléments suivants :

- au Burkina Faso, la pandémie a révélé des rapports complexes entre l'autorité politique et le citoyen et surtout montré comment la parole politique se positionne comme un facteur essentiel dans la gestion de la crise sanitaire ;
- la gestion de la crise de la Covid-19 a largement été impactée par les représentations sociales de la maladie. En tant qu'élément forgeant les réactions des populations face aux recommandations sanitaires et politiques de la prévention de la maladie, elles constituent un objet scientifique important pour les disciplines des sciences sociales ;
- travailler aujourd'hui sur la Covid-19, aide à constituer une mémoire collective sur la gestion de la crise par les autorités sanitaires et politiques et poser les bases du futur. La mémoire est une construction sociale qui oriente l'avenir. Ainsi, non seulement, ce travail permettra de documenter les résistances, mais surtout de préparer la société à une gestion efficiente de potentielles futures crises sanitaires.

Travailler sur la Covid-19 après qu'elle ait disparu des imaginaires populaires en tant que maladie grave est pour nous une manière de permettre à la société politique, sanitaire et aux citoyens « d'être mieux préparés à y faire face [dans l'avenir]. Il est impossible de prévoir l'avenir mais il est plus facile de s'y préparer. La notion de crise sanitaire doit être intégrée dans la réflexion des politiques dans l'échelle des crises en général » (J-F. Delfraissy, 2017, p. 448). Les leçons à tirer de la gestion de la Covid-19 permettra au Burkina de mettre en place un système multi-acteurs activable en cas de survenue d'une crise sanitaire. Un tel dispositif pour mieux prendre en charge la maladie et rassurer les citoyens devrait être pluridisciplinaire. J-F. Delfraissy (2017) estime que dans la préparation à la réponse, une importance particulière doit être faite à la recherche, élément essentiel de la lutte avant, pendant et après la crise ; le temps de la recherche évoluant à une autre cinétique que la crise sanitaire et politique.

2. LA COVID-19 AU BURKINA FASO : RÉPONSES POLITIQUE, SANITAIRE ET POPULAIRE

En décembre 2019, la Chine signale des cas atypiques de SRAS liés à un agent pathogène alors inconnu. En janvier 2020, les scientifiques chinois identifiaient cet agent comme un coronavirus émergent et les autorités chinoises confinaient chez eux la population de la ville de Wuhan d'où était parti le premier cas (J. Mathonnat et al. 2021). Le premier cas de Covid-19 en Afrique est apparu en février 2020 en Égypte (M. Lo et al., 2020). L'épidémie de Covid-19 est apparue au Burkina plus tardivement que dans les pays du Nord (J. Mathonnat et al. 2021, p.5). Le premier cas a été détecté le 9 mars 2020. Il s'agit d'un pasteur évangélique revenant d'une campagne d'évangélisation en France (I. Binaté et al. 2022).

L'ampleur des décès dans le monde a amené l'Organisation mondiale de la santé (OMS) a déclaré la maladie à coronavirus comme une urgence de santé publique de portée internationale le 30 Janvier 2020, puis comme une pandémie le 11 Mars 2020. Dès lors la peur et les interrogations gagnent le Burkina qui était jusqu'alors épargné. Les inquiétudes des populations viennent du fait qu'au début de la pandémie, il n'existait aucun traitement contre la maladie. Les incertitudes face à la maladie ont plongé le continent dans une situation de crise (E. Morin, 1976). Les alertes pessimistes, les nombres de morts dans les pays occidentaux et l'appel du Directeur Général de l'Organisation mondiale de la santé (OMS) à l'Afrique de « se préparer au pire et de se préparer dès aujourd'hui » (https://news.un.org/fr/story/2020/03/1064432, consulté le 23 septembre 2025) ont contribué à semer davantage la peur au sein des populations, mais ont aussi amené les responsables politiques et sanitaires à prendre les devants de la lutte contre la maladie. I. Binaté et al. (2022) relèvent en effet que l'Afrique de l'Ouest a commencé à se mobiliser contre la pandémie de la Covid-19 en mars 2020.

2.1. Réponses politiques et sanitaires

Après la détection des premiers de Covid-19, la gestion de la maladie prend une tournure politique. Le gouvernement prend le leadership et annonce des mesures barrières. Comme dans le cas d'Ebola, la gestion de la Covid-19 a mis en avant l'application de la doctrine opérationnelle de santé publique qui recommande entre autres isolement, restriction de liberté de déplacement, fermeture des lieux de rencontre de populations, etc. On assiste à l'avènement de ce que M. Foucault (1976) appelle le biopouvoir qui consiste à « l'administration des corps et la gestion calculatrice de la vie ». Le biopouvoir s'exerce positivement sur la vie, afin de mieux la gérer, « de la majorer, de la multiplier, d'exercer sur elle des contrôles précis et des régulations d'ensemble » (C. Ruelle, 2005, p. 18)

Les autorités sanitaires et politiques se sont donc inspirées des mesures déjà prises ailleurs et considérées comme efficaces pour stopper la propagation du virus (B. Zongo et al. 2020). Le premier conseil des ministres tenu le 11 mars 2020, deux jours après la confirmation des deux premiers cas positifs, décide de « suspendre jusqu'au 30 avril 2020, tout évènement d'envergure sur l'étendue du territoire national » (https://lefaso. net/spip.php?article95409, consulté le 23 septembre 2025). Ces mesures d'urgence placent le Burkina Faso dans ce que U. Beck (2001) appelle une société de risque. En effet, l'État face au caractère incertain de la crise est obligé sans prendre le temps pour préparer la riposte de trouver des réponses qui rassurent les populations. Dans cette société à risque et face à l'absence de soins thérapeutiques, le gouvernement décide de surveiller et punir (M. Foucault, 1975) les mouvements des personnes qui pourraient être un terreau de propagation de la maladie. Il mobilise l'arsenal juridique à cet effet.

À travers des décrets, arrêtés et communiqués administratifs, l'État impose des heures de circulation, des interdictions d'accès aux lieux de rassemblement. Le premier acte est un communiqué du Porte-parole du gouvernement signé le 14 mars 2020 annonçant la fermeture des établissements préscolaires, primaires, post-primaires, secondaires, professionnels et universitaires du 16 au 31 mars 2020 sur toute l'étendue du territoire national. Au regard de la montée des nouveaux cas, la mesure de fermeture des établissements d'enseignement et de formation est prolongée jusqu'au 28 avril 2020. Ces espaces étant de forts lieux de rassemblements de populations, le gouvernement estime que leur fermeture permet d'amoindrir le risque de contact de populations et de propagation de la maladie. Ces mesures vont ensuite se généraliser à toute la population avec un communiqué administratif du ministère en charge de l'administration territoriale en date du 20 mars 2020, interdisant sur toute l'étendue du territoire, des manifestations ou rassemblements de personnes dans les lieux ou endroits ouverts au public (manifestation sur la voie publique ; rassemblement des fidèles dans les lieux de culte, les boites de nuits, les bars, les cinémas, les funérailles, les mariages, etc.). Les mesures sont renforcées en termes de hiérarchie des normes juridiques et en termes de force de surveillance des mouvements des populations. Ainsi, le Décret présidentiel n°2020-0215/PRES du 21 mars 2020 portant instauration d'un couvre-feu a été pris. Ce décret instaure à partir du 21 mars 2020, un couvre-feu de dix-neuf (19) heures à cinq (05) heures du matin sur toute l'étendue du territoire national.

Il ressort ce que A. Palé (2020) appelle un mimétisme confus dans la gestion du mal. En effet, les mesures prises pour limiter la propagation de la maladie n'ont pas fait l'objet d'une ingénierie locale, qui aurait permis de les conformer aux réalités des terroirs et aux perceptions des populations. À partir de cet instant se développe une revanche des contextes (J-P. Olivier de Sardan, 2021). Cette situation de refus des mesures édictées par les autorités politiques et sanitaires est liée au fait qu'en « réalité, la dimension épidémiologique est minorée, voire reléguée au second plan comparativement aux effets collatéraux dus aux mesures barrières » (A. Palé, 2020, p. 567).

2.2. Réception populaire des mesures sanitaires

Si les autorités politiques et sanitaires se sont engagées dans la lutte contre la maladie, les populations ont adopté une autre posture. Elles se sont montrées sceptiques sur les informations qui ont circulé sur la maladie et sur sa dangerosité. Les populations qui avaient manifesté des inquiétudes avant la détection du premier cas positif au Burkina, sont devenues sceptiques quant à l'existence même de la maladie. Cette inversion des perceptions est la conséquence de deux choses : le faible taux de létalité et de nombreuses défaillances dans la gestion de la crise (C. Paré, 2024). La représentation de la maladie est un processus cognitif construit à partir des informations auxquelles on a accès. Elle peut également être une construction sociale qui s'appuie sur des éléments autres que ceux qui relèvent de la logique biomédicale (B. Zongo et al. 2020).

Dans la gestion de la maladie, les représentations sociales construites commencent à douter de la Covid-19. Si les Africains se montrent sceptiques face à la maladie, c'est parce que son taux de létalité est de 2,6% (M. Lo et al., 2020). Les théories du complot prennent place dans l'espace public et de plus, en plus déconstruisent les explications scientifiques de la maladie et indexent des puissances qui seraient à l'origine du développement de la maladie. Z. Soré (2022, p. 129) relève que les étudiants considèrent que le « virus est aussi perçu comme la conséquence d'un complot plus vaste monté par les tenants de la limitation de la population mondiale ». Ces débats sur l'origine de la maladie et l'objectif de ceux qui l'ont inventée ont contribué à banaliser la maladie et ouvrir les portes aux contestations. Étant convaincues que c'est une maladie inventée, des personnes se posent des questions sur la logique de la continuité des mesures barrières. Cela est lié au fait que le respect des mesures jouent sur les activités socio-économiques.

Dans sa gestion de la maladie, le gouvernement burkinabè a eu des hésitations. Entre polémiques sur des cas de contagion, les choix de médicament (Apivirine), le limogeage du coordonnateur national du Plan national de préparation et de riposte contre la Covid-19, les coûts et l'orientation des fonds de la lutte contre la maladie, le gouvernement a fini par créer sans le vouloir les conditions d'opposition des populations aux mesures sanitaires. Les hésitations et les polémiques associées aux *fake news* ont convaincu que la Covid-19 ne mérite pas toute la force mobilisée par les pouvoirs publics. L'autre facteur qui a favorisé les défiances de l'autorité par les populations face à la pandémie et aux mesures sanitaires est lié aux profils des personnes publiquement désignées comme ayant contracté la maladie. De nombreuses personnes considèrent que la Covid-19 est une maladie des riches (A. N. Ouédraogo et T. Zongo, 2022) que tout le monde ne peut contracter (A. Palé 2020 ; G. Rouamba et al. 2022 ; Z. Soré, 2022). Ces suspicions ont amené à penser que la maladie ne peut être contractée que par des personnes venant de l'Europe (en référence à la première diagnostiquée positive au Burkina Faso), des personnes qui vivent dans la climatisation (F. Yaya-Boucoum, 2022). Les représentations de la Covid-19 montrent une maladie inventée (Z. Soré, 2022) pour permettre aux dirigeants de faire des affaires (C. Paré, 2024).

La contestation des décisions politiques de lutte contre la maladie est aussi justifiée par un contexte de défiance de l'autorité politique. Les hésitations de l'autorité politique face aux contestations des mesures prises ont contribué à la montée des attitudes de méfiance. L'affaiblissement de l'autorité face au non-respect des mesures barrières commence moins d'un mois après l'adoption de l'arrêté n°2020-078 CO/M/DAJC du 25 mars 2020 portant fermeture temporaire de marchés dans la commune de Ouagadougou. En effet, après moult contestation des commerçants et autres acteurs du monde économique, l'autorité municipale de la ville de Ouagadougou est contrainte de rouvrir les marchés, surtout le marché central de la commune, Rood Wooko. Cette décision n'a pas été acceptée pour plusieurs raisons. D'abord, sur le plan coutumier, il existe des situations pour lesquelles un marché peut être fermé et la décision de l'autorité municipale de fermer les marchés à Ouagadougou, n'a pas respecté ces principes. Ce qui a entraîné une douce mais farouche opposition des autorités traditionnelles et coutumières du ressort de la ville de Ouagadougou.

Après que les commerçants aient contraint l'État à rouvrir les marchés, les musulmans sont entrés en scène comme un acteur important de la contestation des mesures prises pour limiter la propagation de la maladie. En réalité, « la fermeture des lieux de culte dans le cadre de la lutte contre la Covid-19 n'a pas suscité l'adhésion de tous les musulmans, compte tenu de l'importance de ces institutions dans l'islam (M. Miran-Guyon, 2016) et de la place que revêt la prière en congrégation (I. Binaté et al. 2022). Cette incompréhension a entraîné la naissance de mouvements contestataires contre la décision de maintien de la fermeture des lieux de culte. I. Binaté et al. (2022) précisent que ces mobilisations se sont poursuivies, nourries par l'incompréhension devant le silence des autorités concernant les marchés, les bars et les autres lieux de rassemblements qui continuaient d'accueillir du monde alors que les mosquées restaient fermées. La mobilisation triomphe de la décision politique et sanitaire et impose la réouverture des mosquées dès le 2 mai 2020. En plus d'affaiblir l'autorité politique, ces victoires des groupes de pression face au gouvernement ont donné l'impression aux populations que les mesures sont simplement maintenues pour faire plaisir aux partenaires et accéder à de financements (Z. Soré, 2022). Face à des évènements de telle nature, quelle doit être l'attitude des acteurs chargés de la gestion de la crise ?

3. PERSPECTIVE DE GESTION DE CRISE SANITAIRE

Dans une crise comme celle des pandémies, il y a un besoin de communication qui rassure et qui responsabilise les populations. La relation entre le politique, le scientifique et la population doit être une relation transparente avec des décisions qui s'appuient sur des cultures locales et besoins des populations. C'est ainsi que pour réussir la gestion d'une crise de cette nature, il faut associer communication de crise et mise en place de dispositifs locaux de gestion.

3.1. Nécessité d'une communication de crise

La communication de crise s'opère parce qu'il y a une perturbation, des contradictions, et des incertitudes. Elle doit être analysée selon le rôle fonctionnel qu'elle joue dans la société en temps de crise (B. Zongo et É. P. Bazyomo, 2024, p. 169). La communication de crise allie accès à l'information juste sur le problème et une éducation à l'adoption de comportements responsables face au phénomène, et doit avoir un objectif clair : informer sans paniquer les populations. C'est pour cela que C. Gaulme (2010) pense que la communication de crise ne doit laisser aucune place à l'improvisation, au hasard, à l'intuition ou à l'approximation. Dans le cas d'une crise comme la Covid-19, plusieurs acteurs institutionnels sont impliqués dans la réponse. C'est pourquoi la coordination est une nécessité dans la délivrance de l'information publique aux populations. L'autorité responsable de la communication doit, à travers sa communication, garder sa légitimité en donnant des informations justes et en évitant soigneusement que sa communication crée des prises de distance vis-à-vis de la crise. Il doit incarner la figure d'un père qui donne des conseils à ses enfants dans l'optique de les protéger contre une menace. Quand la confiance entre le responsable de l'information et les populations s'effrite, la réception du message devient problématique. C'est pour cela que, M. Le Clainche (2021, p. 437), conseille l'adoption d'une communication de crise car elle « crée durablement la confiance ou la défiance. La confiance peut être difficile à gagner ; mais, si elle est perdue, la défiance est durable ».

Lorsque les actes sont en contradiction avec la communication explicite ou s'ils font apparaître des incohérences, le décalage ruine définitivement la crédibilité de la parole officielle (M. Le Clainche (2021). Ce décalage entre la communication et les comportements des personnages publics a été observé au Burkina Faso pendant la Covid-19 (A. Palé, 2020 ; Z. Soré, 2022). Cela avait donné de l'ampleur à certains discours complotistes et a contribué à susciter de la défiance au sein des masses populaires vis-à-vis de la maladie et des mesures de protection imposées par les pouvoirs publics (C. Paré, 2024, p. 561). Pour éviter de telles difficultés, en période de crise, le chemin de confiance entre l'autorité politique et le citoyen se construit grâce à une communication de crise fondée sur la vérification de l'information et son adaptation aux réalités et présentations sociales des populations. Ce qui pose la nécessité d'avoir une approche de gestion localement ancrée.

3.2. La nécessité d'un ancrage local de la gestion de la pandémie

S'interroger sur la place du « local » dans la gestion d'une crise sanitaire peut sembler paradoxal, surtout quand l'OMS qualifie ladite crise de « pandémie », ce qui signifie concrètement qu'elle échappe à tout contrôle national et a fortiori à tout contrôle local (B. Dolez, V. Donier, 2020, p. 850). Aujourd'hui, cette question a tout son sens quand on sait que dans la gestion de la crise de la Covid-19, les pays non pas pu développer des stratégies de riposte en fonction de leur contexte et des dispositifs de gestion mis en place (B. Zongo et É. P. Bazyomo, 2024, p. 169). Il manque ce que M. Bourrier (2019, p. 59) appelle « la nécessaire contextualisation de pratiques et de dispositifs biomédicaux, qui sont déployés de manière *top-down*, et qui sont censés s'appliquer de façon générique, indépendamment du contexte ». Les pays africains ont en effet été embarqués dans des mesures générales sans tenir compte des réalités sociales, économiques, culturelles des différentes sociétés. Dans le cas du Burkina, la non internalisation des stratégies de lutte contre la Covid-19, a eu des conséquences sur la suite du processus de gestion. Que ce soit la fermeture des marchés, des établissements d'enseignement, des lieux de culte ou la mise en œuvre du couvre-feu, aucune mesure n'a été acceptée par les populations. Les différentes franges de la population en fonction de leur position et de leurs contingences ont vu ces mesures non comme une stratégie pour endiguer la propagation de la maladie, mais comme une manière d'augmenter leurs difficultés, souvent même existentielles. Le protocole de prise en charge des malades marqué notamment par l'impossibilité de rendre visite s'est heurté aux représentations sociales de la solidarité et surtout du soutien aux malades. R. Zerbo et A. Ouédraogo (2022, p.

234) ont relevé ainsi que « les décisions politiques prises se heurtent véritablement aux usages de la vie communautaire, notamment l'aide aux malades qui sont dans ce cas contraints à l'isolément ».

Les impacts sur les activités économiques sont importants. R. Zerbo et A. Ouédraogo (2022) montrent que les mesures sanitaires ont entraîné des pertes de profits et de bénéfices pour les acteurs du secteur informel qui doivent réduire leur temps d'activités et parfois un arrêt complet d'activités. C'est le cas de ceux qui mènent des activités lucratives dans la nuit (bars, restaurants et commerce). C'est également la même situation pour les chercheurs d'or. C'est pour cette raison que Z. Dialla (2021, p. 51) pense que,

> les manifestations spontanées des commerçants contre la décision de fermeture des marchés, un mois environ après, reposent principalement sur la dégradation de leurs moyens d'existence et les faiblesses de la légitimation de la décision. Ces faiblesses sont entre autres les retards dans la mise en œuvre des mesures d'aides alimentaires à l'intention des commerçants et le flou entourant la stratégie des autorités pour la réouverture des marchés.

Si l'on ne peut douter de cette réalité dans la prise de position de certains acteurs contre les mesures sanitaires, il n'en demeure pas moins qu'au niveau culturel, ces mesures ont posé de nombreux problèmes. C'est le cas de la fermeture des marchés qui n'a pas respecté les conditions et démarches coutumières. L'absence de prise en compte des contextes locaux dans la préparation de la réponse contre la pandémie devient une sorte de torpille contre l'appropriation des mesures sanitaires.

Aussi, au lieu d'une complémentarité dans la gestion de la Covid-19, il y a une monopolisation des sciences médicales, excluant les autres savoirs. Les savoirs des sciences sociales et ceux des territoires ont été oubliés alors qu'ils ont un rôle important dans la formalisation de la réponse. R. Zerbo et A. Ouédraogo (2022) montrent en effet que les acteurs de la médecine traditionnelle, bien que reconnus comme partie intégrante du système de soins, n'ont pas été impliqués de manière franche dans les tragédies de riposte à la pandémie. La chance d'une gestion réussie de crise sanitaire repose sur la capacité à disposer d'une équipe pluridisciplinaire de réponse, une prise en compte du contexte local et d'un dialogue des savoirs.

4.PRÉSENTATION DE L'OUVRAGE

L'ouvrage est organisé en quatre chapitres. Le premier dont les auteurs sont Marcel Bagaré et de Bouraïman Zongo traite de la communication publique pendant la période de la maladie. Il montre comment la non-adoption d'un principe de communication qui rassure les populations face à l'incertitude a finalement entraîné un refus des mesures sanitaires.

Le deuxième chapitre est intitulé *Langage de crise et défiance sociale : les mots de la COVID-19 dans les marchés de Ouagadougou* est de Zakaria Soré et Mathieu Bêli Daïla. Il s'intéresse aux mots inventés par les acteurs des marchés et yaars pour désigner la maladie. Il ressort que l'invention de vocabulaire spécifique pour désigner la maladie est finalement une résistance contre la domination des principes essentiellement sanitaires dans la riposte contre la Covid-19.

Le troisième chapitre, proposé par George Rouamba et Abdoulaye Sawadogo, examine les mémoires de la

Covid-19 chez les acteurs économiques des marchés et yaars de la ville de Ouagadougou. Il dévoile les pratiques adoptées, leurs limites et les défis environnementaux qui en découlent.

Le quatrième chapitre, écrit par Tongnoma Zongo et Paul-Marie Moyenga, interroge le futur des installations d'hygiène mises en place pendant la pandémie et observe ce qu'elles deviennent dans la période post Covid-19.

En rassemblant ces quatre analyses complémentaires, l'ouvrage met en lumière les traces sociales, communicationnelles, sanitaires et environnementales que la crise a laissées dans les marchés de Ouagadougou. Il offre une compréhension fine des ajustements, des résistances et des apprentissages produits par cette période exceptionnelle. L'ensemble constitue une ressource précieuse pour les chercheurs, les praticiens et les décideurs.

BIBLIOGRAPHIE

BINATÉ Issouf, AUDET GOSSELIN Louis et SORÉ Zakaria, 2022, « Religiosité musulmane en temps de Covid-19 au Burkina Faso et en Côte d'Ivoire : un dialogue entre normes sanitaires et pratiques religieuses », *Cahiers d'études africaines* [En ligne], 248 | 2022, mis en ligne le 04 janvier 2025, consulté le 22 septembre 2025. URL : http://journals.openedition. org/ etudesafricaines/40302; DOI : https://doi.org /10.4000/ etudesafricaines.40302

BOURRIER Mathilde, 2019, « Dans les coulisses de la gestion de l'épidémie Ebola en Afrique de l'Ouest (2014-2016) : l'ère de l'« OMSF », *Sciences sociales et santé*, n°2, Vol. 37, pp. 39-66, DOI 10.1684/sss.2019.0139.

CHARLIER Jean-Émile, 2022 « Introduction générale » in CHARLIER Jean-Émile, HANE Fatoumata, GOUDIABY Jean-Alain et CROCHÉ Sarah *L'école africaine face à la Covid-19,* Louvain-La-Neuve, Academia, pp. 9-20.

DELFRAISSY Jean-François, 2017 « EBOLA : 2014-2015, une crise sanitaire majeure Pourquoi ? Quelles leçons ? », *Santé*

Publique, 2017/4 Vol. 29, pp. 447 à 450, https://doi.org/10.3917/spub.174.0447
DIALLA Zoubere, 2021, « Acceptabilité sociale de la décision de fermeture des marchés à Ouagadougou pour cause de Covid-19 », *Djiboul*, N°002, Vol.3, pp. 488-509.
DOLEZ Bernard et DONIER Virginie, 2020, « Introduction » Revue française d'administration publique, n° 176, pp. 849- 855, DOI 10.3917/rfap.176.0007.
FOUCAULT Michel, 1975, *Surveiller et punir. La naissance de la prison,* Paris, Gallimard.
FOUCAULT Michel, 1976, « Bio-histoire et biopolitique », « Dits et écrits », T. III, Paris, Gallimard.
GAULME François, 2005, « Les économies de guerre, nouveau mal du siècle », *Études*, n° 4035, /11 Tome 403, pp. 441-452, DOI 10.3917/etu.035.0441.
GOFFMAN Erving, 1973, *La Mise en scène de la vie quotidienne. La Présentation de soi*, Traduit de l'anglais par Alain Accardo, Paris, Minuit.
LE CLAINCHE Michel, 2021, « Covid-19 : les défis de la communication de crise (mars 2020 – mars 2021) » *Revue française d'administration publique,* 2021/2, n° 178, pp. 433-447, DOI : 10.3917/rfap.178.0177.
LO Moubarack, SY Amaye et YADE Sambane, 2020, *La COVID-19 en Afrique : bilan d'étape et perspectives,* Research Paper, Rabat, Policy Center for the New South.
MATHONNAT Jacky, AUDIBERT Martine et NOSSEK Vincent, 2021, *Perception de la Covid et comportement des ménages au Burkina Faso Une analyse sur données d'enquête*, Fondation pour les études et recherches sur le développement international, Document de travail.
MIRAN-GUYON Marie, 2016, « Le territoire de la prière. Grammaire spatiale des mosquées d'Afrique de l'Ouest », *Les Cahiers d'Outre-Mer,* n°274, pp. 1-36. DOI : 10.4000/com.7805
OLIVIER DE SARDAN Jean-Pierre, 1995, *Anthropologie et développement. Essai en socio-anthropologie du changement social*, Paris, Karthala.
OLIVIER DE SARDAN Jean-Pierre, 2021, *La revanche des contextes. Des mésaventures en ingénierie sociale en Afrique et au-delà,* Paris, Karthala.

OUEDRAOGO Aïcha Nadège et ZONGO Tongnoma, 2022, « COVID-19 : C'est une maladie des riches au Burkina Faso » SOUBEIGA Kamba André-Marie (Dir.), *Covid-19 et nouveaux défis pour la résilience des sociétés africaines*, Ouagadougou, Coprodif, pp. 41-57.

PALÉ Augustin, 2020, « Analyse des discours sociaux sur la covid-19 au Burkina Faso », *ÉCHANGES*, Coronavirus en Afrique : agir en temps de crise, penser un autre monde, Numéro spécial COVID-19, volume 2, pp. 560-575.

PARÉ Cyriaque, 2024, « Crise de la COVID-19 et crise de la communication institutionnelle au Burkina Faso », *Les Tissons*, n°0002, pp. 549-573.

ROUAMBA George, SORÉ Zakaria, TENGUERI Yacouba et ROUAMBA/OUEDRAOGO Bowendsom Claudine Valérie, 2022, « Les acteurs économiques des marchés de la capitale du Burkina Faso à l'épreuve de la Covid-19 : discours et pratiques face aux mesures barrières », *Global Africa* n°2, pp. 39-50, DOI : https://doi.datacite.org/dois/10.57832%2F4dfb-g969

RUELLE Charles, 2005, « Population, milieu et normes Note sur l'enracinement biologique de la biopolitique de Foucault », *Labyrinthe,* n°22 (3), pp. 18-23.

SORÉ Zakaria, 2022, « Les étudiants de l'Université Joseph Ki-Zerbo face à la Covid-19. Entre théorie du complot, déni et distanciation vis-à-vis des mesures barrières » in CHARLIER Jean-Émile, HANE Fatoumata, GOUDIABY Jean Alain et CROCHÉ Sarah, *L'école africaine face à la Covid-19*, Louvain-La-Neuve, Academia, pp. 123-146.

YAYA-BOCOUM Fadima, KADIO Kadidiatou, BILA Alice, KOUANDA Seni, DRABO Maxime, 2022, « Connaissances et perceptions de la maladie à coronavirus (COVID-19) dans la commune de Ouagadougou », *Revue Africaine des Sciences Sociales et de la Santé Publique*, n°2, Vol. 4, pp. 254-254.

ZERBO Roger et OUEDRAOGO Alizèta, 2022, « La gestion de la maladie COVID-19 : une autre expression du biopouvoir en contexte burkinabè », SOUBEIGA Kamba André-Marie (Dir.), *Covid-19 et nouveaux défis pour la résilience des sociétés africaines*, Ouagadougou, Coprodif, pp. 217-240.

ZONGO Bouraïman et BAZYOMO Émile Pierre, 2024, « Communication de crise au Burkina Faso : un acte de gestion du risque dans un contexte de diversité culturelle », EDUCOM, n°14, pp. 165-190.

ZONGO Bouraïman, MOYENGA Paul Marie, SORÉ Zakaria, BAGARÉ Marcel, YANOGO Isidore, NIAONÉ Moumini, BAZIÉ Boubié, ILBOUDO David, OUATTARA Fatié, YAMEOGO Lassané, BONKOUNGOU Zakaliyat, 2020, *La maladie à Corona virus au Burkina Faso : Perceptions et attentes de la population*, https://lefaso.net/spip.php?article96118, consulté le 23 septembre 2025.

CHAPITRE I

DYNAMIQUE COMMUNICATIONNELLE POST COVID-19 DES USAGERS DES MARCHÉS ET YAARS DE OUAGADOUGOU : TRANSFORMATIONS DE LA COMMUNICATION SANITAIRE AU BURKINA

Bagaré Marcel & Zongo Bouraïman

Résumé

Cette étude a exploré la dynamique communicationnelle et le respect des mesures barrières sanitaires au sein des marchés et *yaars* en période post-Covid, contrastant avec l'efficacité observée durant la crise. L'analyse révèle un déficit institutionnel flagrant après le pic épidémique. Il est constaté que les usagers des marchés et *yaars* ont eu peu de contact avec les autorités chargées de gérer la crise et qu'il n'y avait aucun support de communication pour l'alerte ou la sensibilisation, contrairement aux efforts soutenus et jugés efficaces pendant la crise. Ce lâcher-prise a entraîné un vide communicationnel. De plus, l'étude a mis en lumière le rejet massif des mesures barrières par les usagers. Ce rejet n'est pas une simple négligence, mais une réaction à leur inadaptation aux réalités socio-économiques et logistiques des lieux de commerce. Les mesures barrières sont perçues comme incompatibles avec le fonctionnement et la culture de l'« être de relation » qui caractérise ces espaces. L'étude souligne que la non-continuité de la communication de crise et le manque d'adaptation contextuelle des mesures ont conduit à la démobilisation collective post-crise. Elle met en garde contre la perte de la mémoire du risque et appelle à une gouvernance sanitaire pérenne intégrant la communication comme un processus continu et contextualisé, au-delà de la seule gestion de crise.

Mots clés : Marchés et yaars, usagers, post-Covid, transformations de la communication sanitaire.

Abstract

This study explored communication dynamics and compliance with health measures in markets in the post-COVID period, contrasting with the effectiveness observed during the crisis. The analysis reveals a glaring institutional deficit after the peak of the epidemic. It was found that market users had no contact with the crisis authorities and that there was no communication support for alerts or awareness-raising, in contrast to the sustained and effective efforts made during the crisis. This lack of follow-up led to a communication vacuum. In addition, the study highlighted the widespread rejection of barrier measures by users. This rejection is not simply negligence, but a reaction to their unsuitability to the socio-economic and logistical realities of commercial spaces. Barrier measures are perceived as incompatible with the functioning and culture of "being in relationship" that characterizes these spaces. The study emphasizes that the lack of continuity in crisis communication and the failure to adapt measures to the context led to collective post-crisis demobilization. It warns against the loss of risk memory and calls for sustainable health governance that integrates communication as a continuous and contextualized process, beyond crisis management alone.

Keywords: Markets and yaars, users, post-Covid, transformations in health communication.

INTRODUCTION

Les problématiques liées aux questions de santé publique sont appréhendées comme étant le reflet d'« un état de bien-être physique, mental et social complet et ne consiste pas seulement en une absence de maladie ou d'infirmité » (OMS 1946). Cette appréhension de l'organisation mondiale de la santé ne vise pas exclusivement la maladie ou l'infirmité. Elle s'intéresse à biens d'autres facteurs complexes en rapport avec les dynamiques sociales, notamment le rapport à l'homme à son milieu naturel ou à son environnement. Ainsi, au-delà de son approche individualiste, la santé fait référence aux préoccupations collectives des hommes. Cette combinaison des rapports individualistes et de dynamiques collectives des problèmes de santé est à la croisée des chemins selon les tendances habermassiennes visant le rapport des hommes à l'espace public (J. Habermas, 1962). Dans cette perspective, il s'agit de prendre en compte des dynamiques de gouvernance de la santé. Le développement des politiques en matière de santé met le citoyen face à ses responsabilités tout comme il induit des tensions en rapport avec certaines décisions prises par les gouvernants, régulièrement objets de protestations voire de refus par l'opinion publique (C. Ollivier-Yaniv, 2015). Les recommandations de la conférence internationale de Alma Ata au Kazakhstan en 1978, portant sur les soins de santé primaires, ont conduit au développement du couple « stratégie de communication » et « santé publique » dans l'action publique en matière de santé. Rappelons ici les dispositions prises au cours de cette conférence et dont les principes visent :

1-le droit des populations de connaître leurs principaux problèmes de santé et à participer à leur résolution et

2- le devoir des gouvernements de favoriser et d'assumer une pleine participation des communautés à cette action (santé) moyennant la diffusion efficace d'informations pertinentes, d'alphabétisation et la mise en place de structures institutionnelles nécessaires pour que les individus, les familles et les communautés puissent assumer la responsabilité de leur santé et de leur bien-être (OMS, 1978).

Les articulations de ces dispositions font de la communication l'un des leviers qui oriente les gouvernants dans leurs choix stratégiques au profit des populations. De façon plus pragmatique, les participants à cette rencontre ont développé dans leur pays d'origine des campagnes de communication et d'éducation pour la santé dans le but d'une transformation des comportements. Ce concept est appréhendé aujourd'hui sous le vocable d'information, éducation et communication (IEC) défini comme :

> L'ensemble des intervenants qui utilisent de manière planifiée et intégrée les démarches, techniques et ressources de l'information, de l'éducation et de la communication pour faciliter, au niveau d'un individu, d'un groupe ou d'une communauté donnée, l'adoption, le changement ou la consolidation des comportements favorables au bien-être individuel et collectif (L. Renaud et C. Rico-de-Sotelo, 2007, p. 33).

Le changement de comportement qui est la manifestation du développement par le biais de la communication devient un paradigme des dynamiques sociales fondées d'une part sur la capacité réceptive des politiques décisionnelles par les populations visées et d'autre part par la prise en compte par les gouvernants des perspectives sanitaires plus larges en matière d'actions collectives et participatives. La crise sanitaire de la Covid-19 que le Burkina Faso a connu à partir du 9 mars 2020 a vu la mobilisation de nombreux acteurs et la mise en œuvre de politiques communicationnelles variées et complexes.

On peut évoquer à cet effet l'arrêté n°2020-108 CO/M/DAJC du 04 mai 2020 portant réouverture de marchés dans la commune de Ouagadougou. Cet arrêté pris par la Commune de Ouagadougou a conduit à la réouverture des marchés sous le respect strict des mesures barrières générales prises par le gouvernement à travers le Décret n° 2020-0271/PM/MDNAC/ MATDC/MSECU/ MS/MTMUSR du 15 avril 2020 portant restriction temporaire de libertés au titre des mesures spéciales de réduction de la propagation du COVID-19. Le choix du gouvernement de rouvrir les marchés et yaars soulève les préoccupations habermatiennes de la gestion de l'espace public en période de crise, comme c'est le cas de la crise au Burkina Faso. La pluralité des fonctions de l'espace public suscite souvent l'adoption de comportements nouveaux en fonction des usagers qui tendent souvent à des approches positives pour les uns notamment en termes de protection ou des approches négatives pour les autres en rapport avec les facteurs de risque sur la santé et le bien-être des populations. Si la fréquentation des lieux publics, comme les marchés et yaars par les populations reste une nécessité, l'adoption de la mise en œuvre d'une gestion informationnelle et communicationnelle doit faire l'objet d'une planification et surveillance rigoureuse des actions afin de limiter la propagation de la maladie (K. M. Leyden, 2003).

Plusieurs canaux de communication ont été utilisés à cet effet. Cependant, l'usage des pratiques de communicationnelles de proximité comme le ''bouche à oreille'' ont été des techniques d'approche efficaces dans cette lutte. L'usage des médias traditionnels comme la radio a montré leur efficacité notamment sa capacité à toucher une audience importante d'usagers des marchés et yaars. Les médias sociaux numériques tels que WhatsApp ont permis non seulement de pénétrer les réseaux des différentes organisations des usagers des marchés et yaars comme par exemple les réseaux des commerçants et biens actifs du même milieu, mais aussi de faciliter d'accès et de compréhension des messages malgré la diffusion importante de ce canal à propager les fausses informations relatives au Covid-19. En somme, si certains aspects de la communication restent à parfaire, il faut reconnaître que le CORUS et ses institutions assimilées ont conduit une stratégie de communication utiles et nécessaire dans les marchés et yaars afin de freiner l'avancée du Covid 19 (M. Bagaré, É-P. Bazyomo et Y. Bidima, 2023, p. 32).

L'analyse de la diversité des acteurs communicants (organes médiatiques, professionnels de santé, personnels politiques, associations, leaders religieux et ONG), la combinaison des outils de communication (technique, analogique, traditionnel et numérique) et le contexte organisationnel (local/national et international) peuvent être un cadre de référence pour la compréhension de la crise sanitaire de la Covid-19 (H. Romeyer et S. Fox, 2021). On peut alors faire le constat que les mesures mises en œuvre pour contenir l'expansion de la pandémie ont profondément bouleversé les habitus sociaux et entraîné des conséquences multiformes dont les séquelles sont observables aujourd'hui dans toutes les sociétés affectées. Ces conséquences trouvent leur origine aussi bien dans des stratégies mal conçues ou inadaptées au style des populations, tout comme dans des pratiques innovantes et expérimentales inédites.

C'est dans cette perspective que nous nous interrogeons sur les acquis de toutes les stratégies de communication en vue de l'éradication de la pandémie dont les médias se font l'écho. Cette perspective de recherche peut trouver son épilogue dans le processus de publicisation (J. Habermas, 1962) dont les fondements font référence à des phases complémentaires. La première phase concerne celle de la mise en visibilité (politique, public, médiatique) ; la seconde vise la mise en débat à travers des échanges raisonnés et argumentés à propos de problèmes d'intérêt général (J. Habermas, 1962). En nous inspirant de la procédure de publicisation chez Habermas, on peut saisir les pratiques organisationnelles en termes de communication pour identifier les acteurs impliqués et leurs rôles. Lors d'une conférence de presse du gouvernement à l'issue du conseil des ministres, il est mis fin officiellement le 7 juin 2023 aux mesures barrières instituées pour endiguer la pandémie de la Covid-19 (Africa24, 2023). Si cette décision sonne comme la fin de la pandémie au Burkina Faso, des indices sanitaires indiquent l'existence de la maladie et ont motivé la décision des autorités : « avec la baisse drastique des cas constatés au cours de la campagne lancée en mars 2023, il n'est plus nécessaire d'imposer des mesures car, l'épidémie est sous contrôle » (Africa24, 2023). Dans ces conditions, pour renforcer ce contrôle de la maladie, quelle est la dynamique communicationnelle développée au lendemain de la levée des mesures barrières marquant ainsi un nouvel air post Covid-19 ? Quelle est la portée de cette communication au niveau des citoyens, en particulier, chez les commerçants des marchés et yaars de la ville de Ouagadougou ? Comment la réception de ce discours induit-elle des représentations sociales de la Covid-19 chez ces commerçants ?

L'objectif de la recherche comporte une approche à deux volets. Le premier vise à faire un état de lieu par les usagers des marchés et yaars de la communication en général au lendemain de la levée des mesures barrières initiée par les autorités gouvernementales pour contenir la pandémie. Il s'agira de faire une investigation analytique par ces derniers de l'espace publique et médias y afférent afin d'identifier l'existence ou non des indices communicationnels en matière de lutte contre la Covid-19. Dans le second volet, il est question de rechercher dans l'opinion des usagers des marchés et yaars la preuve du niveau d'implication des principaux acteurs précédemment associés dans les actions de communication de lutte contre la pandémie de la Covid-19. On peut identifier à cet effet les acteurs gouvernementaux, les responsables des structures identifiées dans la lutte contre la pandémie, les ONG et associations. En se référant à la préoccupation générale de recherche, on peut formuler l'hypothèse selon laquelle les usagers des marchés et yaars de la capitale Ouagadougou ont une opinion négative des dispositions communicationnelles en faveur de la lutte contre la pandémie de la Covid-19 au lendemain de la levée officielle des mesures barrières. La vérification de de l'hypothèse de recherche s'inscrit dans une démarche méthodologique soutenue par un référentiel théorique.

1. Démarche méthodologique et approche théorique

Les travaux se sont effectués sur cinq (5) marchés et yaars de la ville de Ouagadougou. Ces sites ont été choisis non seulement en fonction de leur position géostratégique (Ouaga centre-ville, Ouaga-Sud, Ouaga-Nord, Ouaga-Est et Ouaga-Ouest), mais aussi en fonction de leur niveau de fréquentation estimé très dense par les usagers de la capitale. Notre échantillon a concerné 250 usagers des marchés et yaars choisis de façon aléatoire parmi les commerçants et les clients. En plus de cette cohorte, d'autres acteurs plus réputés en termes de responsabilités dans la lutte contre la Covid-19 et aussi et surtout dans la gestion des lieux de l'étude, les marchés et yaars ont été interrogés.

1.1. La méthode de recherche

Pour étudier et comprendre les dynamiques communicationnelles post Covid-19 au Burkina Faso, nous adopterons une approche méthodologique mixte, combinant des méthodes qualitatives et quantitatives. Ce choix est justifié par la nécessité de recueillir des données pour comprendre les perceptions et les motivations des acteurs et des données statistiques afin de mesurer cette dynamique communicationnelle. Cette démarche s'inscrit dans la perspective de J. W. Creswell (2014) qui préconise l'utilisation de méthodes mixtes pour obtenir une compréhension plus complète et nuancée des phénomènes sociaux complexes. L'objectif est de trianguler les données, donc, de les croiser pour valider les résultats et réduire les biais. La méthode qualitative vise à explorer en profondeur les perceptions des usagers des marchés. Nous avons mené des entretiens semi-directifs avec un échantillon d'une trentaine de personnes, réparties entre commerçants et visiteurs acheteurs (réguliers). Les entretiens, comme le suggère P. Blanchet (2000), permettent de recueillir des récits de vie et des expériences personnelles, en se concentrant sur les changements dans leurs habitudes de communication, leurs sources d'information et leur niveau de confiance. À côté, une observation a été réalisée dans les marchés et yaars. Cette approche, popularisée par des anthropologues comme B. Malinowski, cité par M. Kilani (2012), consiste à s'immerger dans le milieu pour observer les interactions naturelles, le flux d'informations et les comportements non-verbaux liés aux mesures sanitaires. Enfin, des focus groups ont été organisés. Selon D. Morgan (1997), ces groupes de discussion sont efficaces pour faire émerger les opinions collectives, les normes sociales et les dynamiques de groupe.

Avec la méthode quantitative, il a été question de mesurer l'ampleur et la fréquence des activités communicationnelles liées à la Covid-19. Une enquête par questionnaire a été administrée à un échantillon de 250 personnes. Les questions ont porté sur la fréquence d'utilisation des différents canaux de communication (radio, télévision, médias sociaux, bouche-à-oreille), la crédibilité perçue de ces sources et les perceptions des usagers sur l'efficacité des messages de santé publique. L'échantillonnage aléatoire stratifié a été utilisé pour assurer une représentation des différentes catégories sociodémographiques (âge, sexe, niveau d'éducation). L'analyse de ces données a été réalisée à l'aide de logiciels statistiques. Ces méthodes, en s'inspirant de la rigueur statistique de N. Denzin (1978) ont permis de quantifier les tendances et de tester l'hypothèse de recherche.

1.2. Approche théorique : la communication entre théories de la structuration et de l'action communicative

L'approche théorique convoquée dans cette recherche pour analyser des perceptions des usagers des marchés et yaars en matière de communication en période post crise sanitaire de la Covid-19 s'appuie sur les travaux de J. Habermas (1981) et ceux de A. Giddens (1984). Giddens est connu pour sa théorie de la structuration. Cette théorie offre une perspective sur la relation mutuelle entre les actions des individus (les usagers du marché) et les structures sociales porteuses des normes et règles de gestion de la Covid-19. J. Habermas (1981) est auteur de la théorie de l'action communicative. Cette théorie distingue les interactions basées sur l'intercompréhension et le consensus (action communicative) de celles guidées par des intérêts stratégiques. Elle permet ainsi d'analyser la nature des interactions post-pandémiques sur les marchés et yaars.

La présente recherche sur la dynamique communicationnelle post-Covid et les perceptions des usagers des marchés et yaars peut être éclairée par la théorie de la structuration de A. Giddens (1984). Cette théorie suggère que les acteurs sociaux (ici, les usagers des marchés) et les structures sociales (les normes, règles et pratiques de communication post-pandémie) s'influencent mutuellement. Dans le contexte post-Covid, les règles de communication et d'interaction sur les marchés (distanciation physique, port du masque) sont des règles qui contraignent et façonnent les comportements des usagers, en mettant l'accent sur les risques et la gestion de ces risques (B. Zongo, É. P. Bazyomo, 2024). La manière dont les usagers perçoivent et s'approprient ces règles, ou les contournent, reproduit ou modifie ces structures. Par exemple, si les usagers perçoivent ces règles comme une contrainte excessive, cela peut générer des comportements de résistance. Cette résistance influence à son tour l'évolution des pratiques sociales et la reconfiguration des règles et normes. Cette théorie permet de comprendre comment les perceptions individuelles (micro-niveau) s'articulent avec les normes sociétales (macro-niveau) pour créer une nouvelle dynamique communicationnelle. Elle ne se contente pas de décrire les interactions, mais explique comment elles sont produites et reproduites par les agents dans des circonstances spécifiques, comme celles imposées par la pandémie.

L'autre théorie mobilisée pour analyser la dynamique communicationnelle post-Covid sur les marchés est la théorie de l'action communicative de J. Habermas (1981). Cette théorie met l'accent sur la capacité des individus à atteindre un consensus et une compréhension mutuelle à travers la communication rationnelle et non-coercitive. Elle s'oppose à l'action stratégique, où l'objectif est d'influencer l'autre pour obtenir un résultat. Dans le contexte des marchés après la pandémie, la théorie d'Habermas permet d'analyser les perceptions des usagers selon deux axes. Le premier axe est relatif à l'action communicative : les interactions qui visent à l'intercompréhension. C'est le cas lorsque les commerçants et les clients s'accordent, par la discussion et le respect mutuel, sur les nouvelles normes de comportement (par exemple, le sens unique de circulation, la distance à respecter). La légitimité de ces règles est reconnue par tous, car elles résultent d'un processus de communication où chaque partie peut exprimer ses besoins et ses raisons. Le second axe qui porte sur l'action stratégique étudie les comportements où les acteurs cherchent à manipuler ou à contraindre l'autre pour servir leurs propres intérêts. Par exemple, un usager qui refuse de porter le masque pour affirmer son individualité, ou un commerçant qui ignore les règles pour augmenter ses ventes. Cette approche n'aboutit pas à un consensus, mais à des tensions et des conflits. En appliquant cette théorie, on peut identifier dans quelle mesure les nouvelles normes sont perçues comme légitimes et intégrées dans les pratiques quotidiennes (action communicative) ou comme des contraintes arbitraires, générant des comportements de résistance (action stratégique). L'étude pourrait alors se concentrer sur la façon dont les acteurs tentent de construire un espace de dialogue pour rétablir une vie sociale pacifiée sur les marchés.

2. RÉSULTATS

L'analyse des données scientifiques portant sur la dynamique communicationnelle post-Covid et des perceptions des usagers des marchés constitue le pont entre la collecte d'informations brutes et l'élaboration de conclusions significatives. Cette phase vise à donner un sens aux données recueillies, qu'elles soient quantitatives ou qualitatives. Dans le contexte spécifique de cette recherche, l'analyse des données permet de tester les hypothèses formulées, notamment celles découlant des théories de la structuration (A. Giddens, 1984) ou de l'action communicative (J. Habermas, 1981). Il s'agit d'abord d'organiser l'information pour garantir sa fiabilité. Pour les données quantitatives, l'analyse descriptive dresse un portrait précis des comportements et des perceptions déclarées. Des analyses inférentielles (tests statistiques, corrélations) sont ensuite mobilisées pour identifier les liens significatifs entre les variables, par exemple l'impact du respect des mesures sanitaires sur le sentiment de sécurité des usagers. Concernant les données qualitatives, une analyse thématique ou de contenu est essentielle pour décoder les discours, les émotions et les justifications des usagers. Ce travail permet de faire émerger les représentations sociales de la Covid-19 et de décrypter la nature des interactions post-pandémiques. En croisant ces deux types d'analyses, le chercheur pourra trianguler les résultats pour obtenir une compréhension de la nouvelle dynamique communicationnelle et des perceptions qui la façonnent. C'est l'étape qui permet de transformer les chiffres et les mots en connaissances interprétables.

2.1. Socio-anthropologie des usagers de la communication des marchés et yaars

Le parcours des hommes en société est souvent traversé par des périodes de bouleversements profonds dus à des situations inédites appelées crises. La communication devient un vecteur fondamental de gestion et de résolution. Chaque cas de crise étant unique particulière par sa situation et ses circonstances, l'enjeu de sa résolution passera nécessairement par une connaissance parfaite de tous les acteurs notamment ceux qui sont impliqués dans sa manifestation (commerçants et les visiteurs/clients) que ceux qui interviennent pour minimiser les dégâts irréversibles de la crise avant ou après sa survenue.

L'approche socio-anthropologique des usagers des marchés et yaars en période post-Covid révèle une transformation des déterminants qui guident leurs pratiques, leurs perceptions et leurs interactions. La crise sanitaire a agi comme un puissant révélateur des inégalités et un catalyseur de nouvelles normes sociales au sein de cet espace traditionnellement symbolique et relationnel. Ainsi, le référentiel au genre (social) dans la dynamique communicationnelle des usagers des marchés post-Covid est essentiel. Elle permet de comprendre comment les rôles, les attentes et les contraintes, historiquement assignés aux hommes et aux femmes, modèlent la manière dont ils perçoivent, adoptent ou résistent aux nouvelles normes de communication et d'échanges sur ce lieu.

Graphique 1. Répartition des enquêtés selon le genre et le niveau scolaire

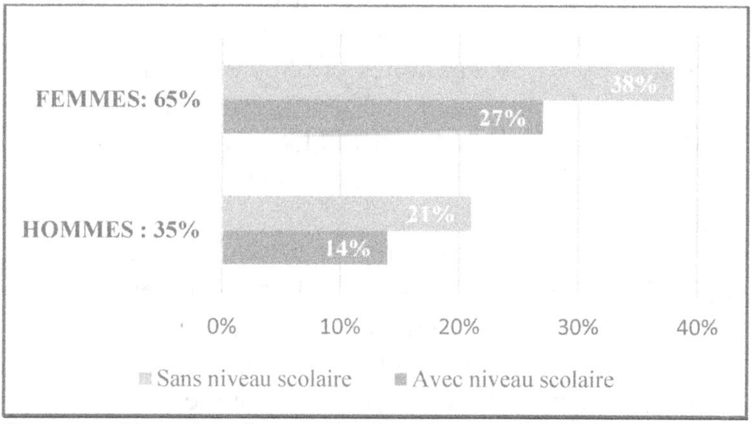

Source : Enquête de terrain, janvier-avril 2021.

L'enquête montre une nette prédominance féminine parmi les usagers des marchés et yaars, représentant. Les femmes représentent alors 65% de ces usagers et les hommes seulement, seulement 35%. Cette proportion est typique des activités commerciales de détails et de subsistance dans de nombreux contextes ouest-africains. Au Burkina Faso, le Ministère de la Promotion de la Femme (MPF) rapportait que,

> La répartition traditionnelle des rôles dévolus aux hommes et aux femmes est à l'origine voire constitue l'une des causes majeures de l'inégalité d'accès des hommes et des femmes aux ressources et à leur contrôle et au comportement différencié des genres dans l'activité de production. Les systèmes de production sont dominés et dictés dans la plupart des sociétés burkinabè par un système patriarcal prédominant où les femmes et les enfants sont simplement considérés comme des actifs productifs ou simplement une main-d'œuvre non payée qui ne participe pas aux prises de décision (MFP, 2024)

Toutefois, le facteur le plus frappant est le faible niveau d'instruction générale, qui affecte particulièrement les femmes. Au total, la proportion d'usagers non scolarisés s'élève à 52% (14% d'hommes et 38% de femmes). Cela signifie que plus de la moitié des personnes interrogées (52%) pourraient avoir des difficultés à comprendre ou à accéder aux informations écrites, souvent diffusées en français, la langue officielle.

La répartition par genre et niveau scolaire met en évidence de profondes disparités. Chez les femmes (65%), les non-scolarisées représentent 38%. Les femmes ayant un niveau scolaire représentent 27%. Le pourcentage de femmes non scolarisées est plus du double de celui des hommes non scolarisés (38% vs 14%), soulignant un retard éducatif important pour les femmes commerçantes. Chez les Hommes (35% de l'échantillon), au moins 21% est scolarisé, bien que les non-scolarisés représentent tout de même 14%. Ces statistiques confirment les conclusions de l'étude selon lesquelles les messages de prévention et de crise (comme ceux liés à la Covid-19) rencontrent des problèmes de réception. La forte proportion d'analphabètes et de personnes peu scolarisées (rappelons que les analphabètes et le niveau primaire représentent 63% des enquêtés selon les données générales de l'étude) rend l'approche de communication unidirectionnelle et en français peu efficace. La concentration de 38% de femmes non scolarisées nécessite impérativement de cibler les efforts de communication par des canaux oraux et en langues locales car, cette population féminine est essentielle pour le fonctionnement économique des marchés et pour la transmission d'informations au sein des foyers. La vulnérabilité éducative et le déséquilibre en faveur des femmes non scolarisées constituent un frein majeur à l'adhésion collective et uniforme aux mesures gouvernementales. L'analyse des supports de communication révèle une diversité des langues utilisées au cours de la période de l'étude.

Graphique 2. Représentation des langues sur les supports de communication au cours de la période

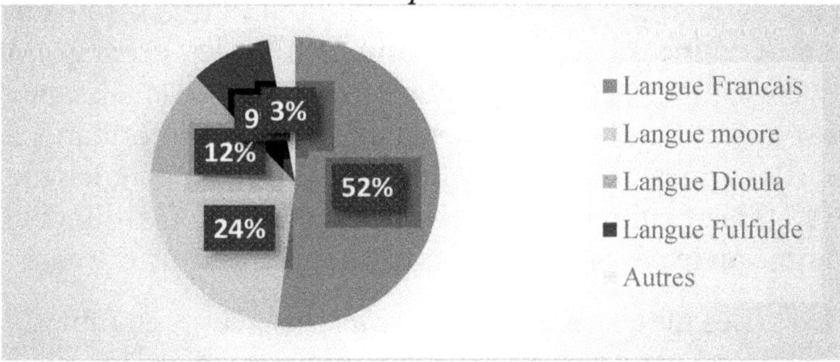

Source : Enquête de terrain, janvier-avril 2021

Les statistiques sur les langues utilisées dans les campagnes de communication post-Covid montrent une dynamique linguistique construite autour du français, tout en soulignant l'importance significative des langues nationales majeures. Le français domine de manière écrasante avec 52%, ce qui est révélateur de son statut de langue officielle de l'administration et de l'éducation, ainsi que de son rôle de vecteur dans l'espace public et médiatique. Cette prépondérance qui garantit une large diffusion des messages à l'échelle nationale et locale va se heurter à une frange importante des usagers des marchés et yaars tous genres confondus (49%) qui n'ont pas la compétence de parler en français ni de comprendre des messages diffusés à partir de cette langue. Si les langues nationales viennent en alternatives, elles demeurent peu importantes au regard des résultats enregistrés sur le terrain notamment les marchés et yaars.

Le mooré (24%) se positionne comme la première langue nationale utilisée, ce qui est logique étant donné le poids démographique et géographique de ses locuteurs dans la ville de Ouagadougou. Son utilisation atteste d'une volonté d'inclusion et d'une adaptation des messages pour une meilleure compréhension et adhésion auprès d'une grande partie de la population notamment les usagers des marchés et yaars. Vient ensuite le dioula (12%), souvent perçu comme la langue du commerce et des échanges à travers le pays. Cette intégration montre une reconnaissance de son rôle dans la mobilité et la diffusion des informations dans les zones marchandes. Enfin, le fulfulde (9%), langue de l'ethnie peule, vient consolider la stratégie multilingue, comme on le perçoit dans les propos suivants d'un enquêté :

> Les messages étaient généralement écrits en français que la plupart des commerçants que nous connaissons n'ont jamais été à l'école. Cependant, ce qui nous aidait, sur les affiches par exemple, il y avait des images illustratives. Cette façon de faire nous a beaucoup aidé. Les rares messages qu'on entendait à la radio sur la maladie étaient véhiculés dans plusieurs langues dont le mooré et le dioula et souvent en fulfulde. (Extrait d'entretien, responsable du marché du Cissin, fait le 4 Septembre 2025)

Globalement, les quatre langues principales (français, mooré, dioula, fulfuldé) concernent 97% des supports de communication enregistrés dans les marchés et yaars, ce qui illustre une approche pragmatique ciblant les groupes linguistiques les plus étendus. Les « autres » langues ne représentent que 3%, suggérant une sous-représentation notable des langues minoritaires. Si cette concentration assure l'efficacité et la portée maximale des campagnes avec des ressources limitées, elle soulève des questions d'équité linguistique et d'accès à l'information pour les communautés dont les langues ne sont pas dans ce top quatre. L'analyse met en lumière un modèle de communication pyramidale où le français est le socle, soutenu par un trio de langues nationales influentes pour l'ancrage local. Cette stratégie était essentielle pour l'urgence pendant la Covid-19, nécessitant une diffusion rapide et claire des consignes sanitaires et sociales. Cependant, elle pourrait être améliorée par une déclinaison plus fine pour atteindre les 3% restants dans une optique de développement inclusif.

2.2. De la peur à la résilience : rôle et évolution de la communication dans la gestion de la crise et de l'après-Covid-19

L'évolution accélérée de la crise sanitaire de la Covid-19 a mis en exergue le rôle fondamental et parfois très complexe du jeu de la communication dans la gestion de la pandémie. Dès les premiers jours de la crise, la nécessité d'informer, de rassurer et d'orienter les comportements des populations est apparue comme un enjeu stratégique, au même titre que la recherche des moyens matériels et financiers pour contrer son expansion. Le gouvernement burkinabè, avec l'appui de ses partenaires, ont été confrontés à la tâche de diffuser des messages clairs et cohérents face à une menace invisible et en constante évolution.

Au de cette période, on assiste à une friction exacerbée entre les stratégies de communication déployées par les scientifiques et celles mises en œuvre par les organisations politiques. Dans ce bouleversement communicationnel et informationnel vient s'ajouter le développement des réseaux sociaux qui occasionne dans ce laps de temps la diffusion de fausses informations dont l'organisation mondiale de la santé met à nu par des concepts comme l'infodémie, les fake-news (IRSS, 2020). Face à ce type d'imbroglio informationnel (D. Wolton, 1997) et (A. Joux et M. Pelissier, 2018) avaient souligné l'impératif de rétablir la confiance dans l'information et des sources auxquelles elles proviennent. Les travaux antérieurs en termes de communication montrent l'usage de plusieurs canaux de communication déployés dans les marchés et yaars pendant la pandémie pour freiner son expansion. Des travaux de M. Bagaré, É. P. Bazyomo et Y. Bidima (2023) illustrent les efforts des autorités et des populations notamment ceux des marchés et yaars à lutter contre la pandémie.

Graphique 3. Sources d'informations médiatiques selon les usagers des marchés et yaars

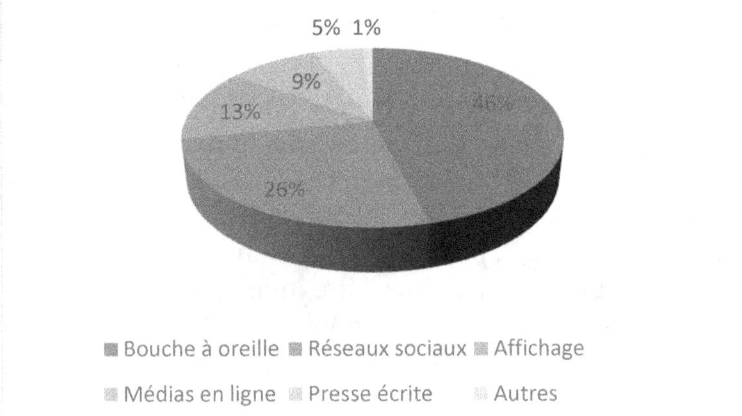

Source : Enquête de terrain, janvier-avril 2021

Selon le graphique ci-dessus, on dira que 5% des enquêtés s'informent à travers la presse écrite et 13% à partir de l'affichage. Outre ces médias traditionnels représentant 18% des sources d'informations, les médias en ligne et les médias sociaux numériques combinés représentent 25% des sources d'informations. Ce qui fait que Internet est la 2e voie d'accès à l'information sur la pandémie. La majeure partie des enquêtés, soit 46% affirment détenir leurs informations à travers le mécanisme du bouche à oreille. Le processus de bouche à oreille suppose une dynamique progressive de traduction de l'information d'un individu à un autre, des individus aux compétences langagières différentes, des individus aux connaissances réelles ou supposées variées, des individus dont l'interprétation de l'information varie. Ce processus d'interprétation, de réinterprétation va engendrer dans le temps une sorte de sous-interprétation ou de surinterprétation, une porte ouverte aux fausses informations, aux fake news, aux rumeurs. Dans les moments d'incertitudes comme ceux de la survenue des crises sociales, la rumeur devient variable incontrôlée qui contribue à produire de la rumeur (T. Libaert, 2010, p. 14). Dans le cadre de cette recherche, la référence aux fake news en tant qu'actes de langage (D. Vanderveken, 1988), montre que plusieurs catégories d'informations à caractère mensonger apparaissent et correspondent aux représentations sociales sur les origines de la Covid-19 selon les enquêtés, comme l'indique le graphique n°3 (M. Bagaré, É. P. Bazyomo et Y. Bidima 2023, p. 32).

Au regard des données de l'enquête, plusieurs axes communicationnels ont été pris en compte dans les stratégies de communication avant la fin officielle de la levée des mesures barrières marquant la fin de la pandémie. Un retour sur le terrain s'est imposé pour mesurer les efforts en termes de communication post-Covid. La période post-crise se caractérise par la nécessité d'intégrer des dispositifs pour renforcer la préparation aux urgences sanitaires. L'analyse des données rapporte une absence générale de stratégie de communication au lendemain de la levée des mesures barrières selon les avis des usagers des marchés et yaars. Dans leur majorité, ils affirment qu'aucun dispositif ou action de communication n'a été entrepris au cours de cette période post-Covid. À la question de savoir si le gouvernement a communiqué sur la Covid-19, 84% affirment n'avoir mentionné aucun signe nouveau en termes de communication. Par contre, 16% des enquêtés estiment dans une certaine mesure que le gouvernement a communiqué sur la question (voir graphique 3). Parmi les argumentaires qui ressortent pour confirmer la thèse de la présence d'indices communicationnels, on peut évoquer les propos de cet enquêté qui affirmait lors des entretiens que :

> La présence des vieilles affiches et lieux qui marquaient certaines mesures notamment l'installation des sites aménagés d'hygiène (lavage des mains) reconnus comme des méthodes de lutte contre la Covid-19 donnait l'impression que la communication autrefois menée par les autorités était toujours d'actualité. Cette perception que nous avions se renforce par le comportement de certains usagers notamment le port du masque que certains pratiquent comme un réflexe bien que la maladie ne soit plus une menace au sein des marchés et yaars. (Extrait d'entretien, Commerçant au marché de Toesin, 5 septembre 2025

Dans cette perspective, le sentiment de l'existence du risque sanitaire peut susciter l'adoption des nouveaux comportements souhaités par les instances en proie à la lutte contre la pandémie. Les stratégies d'information et communication ne devraient cependant pas être fondamentalement axées sur des risques encourus, mais sur la transmission de connaissances utiles et l'établissement d'une relation de confiance avec la communauté (A. Gauthier et al., 2020). La communication doit désormais privilégier la cohérence, l'engagement communautaire et la prise en compte des spécificités socioculturelles et des inégalités d'accès à l'information, comme nous l'avons signifié plutôt, en termes de disparité de niveau scolaire des usagers (graphique 1). Ce qui permettrait de garantir la crédibilité du discours sanitaire face aux prochaines menaces. Le manque ou l'insuffisance de supports de communication selon des données du terrain illustrent l'opinion des usagers sur l'approche communicationnelle.

Graphique 4. Les supports de communication mobilisés

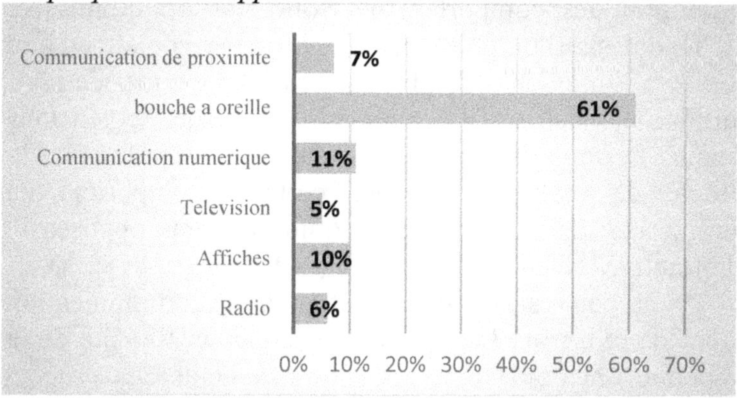

<u>Source</u> : Enquête de terrain, janvier-avril 2021

La crise a rappelé que la communication n'est pas un simple outil de diffusion, mais un enjeu de gouvernance essentiel à la résilience nationale. Cependant, les acteurs appelés à effectuer des communications fondées sur les normes sociales dans la situation actuelle de crise sanitaire doivent prendre en compte ce que F. Filiatrault et M. Désy, (2013) qualifient d'enjeu de la « non-malfaisance ». Cette expression traduit l'idée selon laquelle les décisions ou actions communicationnelles mises œuvre ne devraient pas occasionner indûment des dommages à autres. En faisant le rapprochement de ce concept « non-malfaisance » à la communication de crise, la communication en temps de Covid-19, surtout dans la recherche des comportements qui tendent à freiner la multiplication des risques de la Covid-19, le sens donné au concept de « non-malfaisance » implique de prendre en compte les conséquences potentiellement négatives de la promotion de certaines normes sociales. En termes d'illustration, la mise en valeur dans les campagnes de communication des mesures barrières qui exigent une distanciation physique entre les usagers dans la rue ou dans les commerces ne doit pas se traduire par une peur de l'autre amplifiée, ou une diminution des comportements solidaires ou d'entraide. Elle ne doit pas non plus causer de l'anxiété sociale ou être propice à l'augmentation de l'isolement. Le souci de non-malfaisance vise aussi à prévenir le risque de tensions sociales et de stigmatisation qui peut survenir lorsque la volonté de mettre en valeur certains comportements entraîne une dénonciation des comportements opposés F. Filiatrault, M. Désy et B. Leclerc (2015).

On peut estimer que les effets de la communication de ces deux à trois années marquées par un fort pic de la pandémie ont bouleversé les comportements des usagers des marchés et yaars. Si le changement de comportement tant souhaité a participé à une réduction importante du développement de la pandémie, il laisse des traces indélébiles dans la mémoire collective des usagers. Certains comportements trouvent un assentiment favorable tandis que d'autres y voient ou ont développé un sentiment de peur voire de rejet au regard de leur incompatibilité sociale.

Graphique 5. L'attitude des commerçants face aux différentes mesures barrières

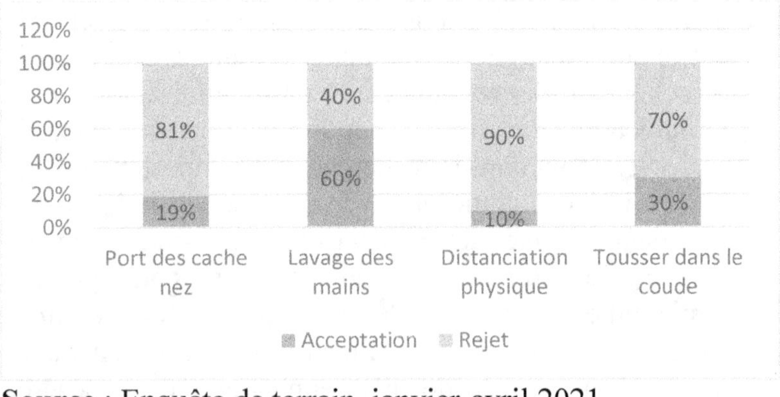

Source : Enquête de terrain, janvier-avril 2021

Les données enregistrées dans les graphiques 5 et 6 donnent un aperçu général des perceptions des usagers des marchés et yaars sur l'acceptation ou non des différentes mesures barrières recommandées dans la lutte contre la pandémie. Les nombreuses campagnes de communication au cours de la pandémie de la Covid-19 ont favorisé l'adoption de comportements nouveaux afin de freiner le développement de la maladie. Cependant, l'adoption des pratiques et des consignes liées aux mesures barrières répond à des choix qui ne sont pas le reflet de leur acceptation par ces derniers. L'analyse des données statistiques concernant l'adoption des mesures barrières contre la Covid-19 par les usagers des marchés révèle une résistance significative à l'application des consignes sanitaires. Ces chiffres mettent en lumière une déconnexion entre les recommandations officielles de santé publique et les réalités socio-pratiques des populations sur ces lieux d'échanges vitaux au Burkina Faso.

D'abord, on note un rejet massif du port du cache-nez et de la distanciation sociale. Les données témoignent d'un rejet écrasant du port du cache-nez (81% de rejets) et de la distanciation sociale (90% de rejets). Ces taux, particulièrement élevés, s'expliquent par plusieurs facteurs contextuels. Premièrement, dans des environnements denses comme les marchés africains, la distanciation est perçue comme irréalisable et incompatible avec l'activité commerciale, où la proximité est souvent synonyme de confiance et de négociation. Deuxièmement, le rejet du masque est souvent lié à l'inconfort dans un climat chaud, mais aussi à la perception que cette mesure entrave la communication non verbale (le sourire, les expressions faciales), cruciale dans les échanges marchands. Cette non-adhésion illustre parfaitement les limites de l'imposition de mesures universelles, comme le souligne M. Fieloux (1990) dans ses travaux sur les déterminants socio-culturels des comportements de santé. C'est dans ce même cadre qu'il faut comprendre les propos d'une enquêtée qui montrent que ces deux mesures barrières sont fondamentalement inadaptées sur les lieux de commerce locaux.

> La construction des infrastructures n'a pas vraiment tenu compte de certaines modalités notamment des espaces ou des airs réservés pour permettre une circulation aisée des clients. Tout est étroit ici aussi bien les espaces réservés pour les marchandises que les pistes pour circuler. Dans ces conditions, il est impossible de respecter la distance entre nous et les clients et entre les clients, eux qui se bousculent par manque d'espace. Quant au cache-nez, c'est aussi un problème. D'abord, il empêche d'interpeller les clients comme nous le faisons à l'accoutumée, ensuite les discussions marchandes sont difficiles car, on ne s'entend pas, nos propos s'étouffent dans le masque donc, il faut se répéter et ça devient épuisant. Et pour conclure dans cette directive, notre climat ne facilite pas les choses, je veux parler de la chaleur que nous connaissons ici. (Extrait d'entretien, commerçante des produits maraîchères au marché de Cissin, fait le 3 Septembre 2025)

Ensuite, les données rapportent le cas ambigu du tousser dans le coude et l'acceptation modérée du lavage des mains. La mesure de tousser dans le coude enregistre un rejet important de 70%, suggérant que cette pratique, bien que simple, n'a pas réussi à s'ancrer dans les habitudes. Elle reste perçue comme artificielle ou étrangère aux pratiques d'hygiène locales. En revanche, le lavage des mains est la mesure qui bénéficie de la plus forte adhésion avec 60% d'acceptation. Ce relatif succès peut s'expliquer par le fait que le lavage des mains (ou des parties visibles du corps) est une pratique qui trouve un écho dans les normes sociales et religieuses d'hygiène préexistantes en

Afrique de l'Ouest. Selon les travaux de Bagare Marcel et al. (2023) sur l'usage stratégique de la communication dans les marchés de Ouagadougou, les stratégies les plus efficaces sont celles qui se greffent sur des pratiques déjà acceptées et valorisées. L'acceptation du lavage des mains par une majorité, même relative, révèle que le problème n'est pas un déni total de l'hygiène, mais une hiérarchisation des contraintes perçues.

> Ces mesures barrières sont imposées par les autorités, elles n'ont pas été faites sur la base de la volonté des usagers. Si pour certaines mesures notamment la distanciation sociale, restent inadaptées ici au marché, le lavage des mains par contre a des avantages au-delà de répéter le geste plusieurs fois dans la journée. Il est le côté hygiénique car, nous manipulons l'argent des billets à la monnaie très souvent mal entretenus, c'est sale. Cette mesure permet un tant soit peu de préserver notre santé au-delà même des risques de Covid-19. (Extrait entretien avec le Responsable de salubrité du marché de Toecin, fait le 29 août 2025).

Ces statistiques traduisent un manque d'efficacité dans la stratégie de communication des risques qui, descendante et top-down, n'a pas suffisamment pris en compte les réalités du terrain ni l'analyse des barrières contextuelles. La faible acceptation de mesures coûteuses en efforts (masque) ou en modification d'habitudes sociales (distanciation) a pu être alimentée par la polarisation discursive et la circulation de rumeurs, comme l'a analysée (I. Sawadogo 2023) concernant les discours autour des victimes de la Covid-19. En période post-crise, ces chiffres obligent les autorités à repenser la communication sanitaire : il faut passer d'une approche d'injonction à une approche d'engagement communautaire et de co-construction des solutions, en mobilisant notamment les relais sociaux et traditionnels pour adapter les messages.

2.3. Une diversité de problématiques pour nourrir le sens de l'orientation de la communication de crise

Après avoir montré le processus de transformations de la communication de crise, prenant en compte la période de la Covid-19 et la période post-Covid, la démarche a consisté à faire une sorte d'état des lieux de cette communication de crise. Cet état des lieux permettrait de mettre en évidence les pratiques de communication, la réception des discours et des contenus médiatiques, les relations entre cette réception et le rapport aux mesures barrières, et une diversité de problématiques communicationnelles soulevées dans le processus de traitement de la Covid-19.

L'apparition de la pandémie à coronavirus a donné lieu à une production et une diffusion intense de contenus médiatiques, dans les médias internationaux, occidentaux, dans les médias en Afrique, tout comme dans les médias locaux burkinabè, y compris dans les médias sociaux numériques. Cette production tous azimuts d'information et de communication à un moment où la maladie n'était pas vraiment connue, si dans ses manifestations, ni dans les mécanismes de prises en charge sociale et médicale a engendré des nombreux processus sociaux et plusieurs problématiques communicationnelles ou qui relève des faits de communication (A. Muchielli, 2006).

Parmi les problématiques, l'une des premières à poser des préoccupations sociales est la question des rumeurs. La Covid-19 avec son ampleur meurtrière en Chine, puis dans le reste du monde, a alimenté toutes sortes de rumeurs, y compris, et la prolifération des théories du complot entourant cette pandémie (I. Binaté, L. A. Gosselin et Z. Soré, 2022, p. 864).

> En fin de comptes, les connaissances sur les origines et les causes de la maladie sont teintées par des idées en lien avec la théorie du complot. Ainsi, c'est de la manipulation de la part des Occidentaux pour vendre des médicaments ou pour tuer les noirs ou encore dans le but de réduire la population mondiale (F. Yaya Bocoum, K. Kadio, A. Bila, S. Kouanda, M. Drabo, 2022, p. 245)

Par-delà cette théorie du complot, le développement des rumeurs et des fake news a tout au long de la gestion de la Covid-19 ont alimenté très tôt les recherches sur le lien entre les représentations sociales de la pandémie et le rapport à la pandémie et aux mesures barrières (B. Zongo et al., 2020 ; A. C. Congo & I. Guiré, 2020). Ainsi, la Covid-19, en tant que pandémie, permet d'appréhender la santé publique à l'épreuve des représenta-tions sociales au Burkina Faso. Ces représentations variées ont porté autant sur la pandémie elle-même que sur l'acceptation ou le refus du vaccin anti-Covid. Ce rapport à la maladie tient justement à la connaissance et aux perceptions que les uns et les autres ont d'elle, et qui justifient en partie leurs attitudes et comportements (F. Yaya Bocoum, K. Kadio Kadidiatou, A. Bila, S. Kouanda, M. Drabo, 2022), et sont à la base des différents discours sur la pandémie. (A. Palé, 2000)

L'enjeu ici est de tenir compte de ces connaissances sur les problèmes de société, les perceptions, les représentations sociales associées aux attitudes et aux comportements, afin de prendre les décisions appropriées. Le contexte social est toujours une variable déterminante dans ces conditions.

L'arrivée de la Covid-19 a soulevé des inquiétudes à travers le monde, et particulièrement en Afrique, au regard de l'ampleur de la pandémie et de ses conséquences, mais aussi en raison du fait que la capacité des systèmes de santé en Afrique à faire face aux urgences sanitaires est préoccupante. (A. Antil, 2020). Cette inquiétude liée aux doutes sur l'efficacité des systèmes de santé est par ailleurs exacerbée par la tendance générale à la désinformation qui a engendré cette infodémie inattendue, cette

> Surabondance d'informations, de véracité très variable, concernant un problème d'ordre public et particulièrement d'actualité, qui entrave sa résolution en empêchant la population générale de trouver des informations fiables et d'agir en conséquence. http://gdt.oqlf.gouv.qc.ca/ficheOqlf.aspx?Id_Fiche=26558108.

Cette infodémie va avoir un effet sur l'infodémiologie en tant que forme d'organisation de l'information sanitaire dans la riposte aux crises sanitaires (O. Aïm et A. Depoux, 2022). Autour de cette information sanitaire, la communication institutionnelle doit se positionner et montrer la voie autant de la vérité que de l'efficacité des messages produits, en fonction des cibles visées. Pourtant, en la matière au Burkina Faso, la communication institutionnelle s'est caractérisée par une sorte d'incohérence, un ensemble d'informations contradictoires.

> Au-delà de la faiblesse des capacités du système sanitaire à pouvoir faire face aux conséquences sanitaires de la maladie, la peur de la maladie était également alimentée par les informations contradictoires sur l'efficacité de certaines mesures

> prophylactiques. L'incohérence de la communication institutionnelle y participe également dans la mesure où elle érode la confiance des citoyens en la capacité des autorités politiques à organiser la gestion de la crise sanitaire. À ce propos, la communication officielle sur la gestion du premier cas de décès dû à la Covid-19 survenue le 18 mars 2020 n'a pas été cohérente, si bien que des doutes sont apparus sur les causes réelles de la mort de ce premier cas. Cette communication qui a alimenté la controverse dans l'opinion publique a conduit Madame le Ministre de la Santé à reconnaître « avoir menti devant la représentation nationale » [Courrier confidentiel n° 202 du 25 avril 2020, p. 8] (Z. Dialla, 2021, p. 499)

Cette incohérence de la communication va donner lieu à l'information non contrôlée, à l'infox et ses conséquences. « Cette peur initiale de l'infection, atténuée par la faiblesse des chiffres, fait progressivement place au déni du Covid-19 ou de sa dangerosité dans un contexte de circulation d'informations non contrôlées « infox », souvent défavorables au vaccin. » (B. Bila, 2022, p. 133). Dans cette situation d'infox, le doute s'installe sur l'information officielle alors que, comme le dit B. Bila (2022), l'attente vaine d'informations scientifiques sur les preuves d'efficacité des vaccins et leur fiabilité. En plus, l'information la circulation d'informations tous azimuts et pas toujours vérifiées introduit le doute au sein des populations simultanément confrontées à un déficit de l'information officielle. (B. Bila, 2022, p. 141). Le déficit de l'information institutionnelle favorise l'adhésion aux infox véhiculées sur les réseaux sociaux, surtout quand cette information officielle est limitée et non adaptée aux attentes des populations (B. Zongo et al., 2020 ; B. Bila,

2022).Concernant par exemple les vaccins, l'une des causes du refus du vaccin se trouve dans une stratégie nationale contestée en raison du fait que l'information officielle suivrait excessivement les orientations des organisations internationales, au risque de compromettre la souveraineté des États africains. » (B. Bila, 2022, p. 147)

En d'autres mots, la communication de crise déployée par les autorités politiques et sanitaires reste préoccupante dans l'ensemble. Cette communication de crise qui va dans tous les sens pose aussi la question de la liberté d'expression et de presse sur les questions de société (L. Yameogo, 2021). Dès le début de la crise, il y a une sorte de contrôle de l'information et de la communication, de la censure de l'information autant dans les médias classiques que dans les médias sociaux numériques. Au cœur de cette problématique de la liberté de presse et d'expression, on admet que la Covid-19 a influencé le traitement de l'information par la diffusion de rumeurs et de fake news, mettant à l'épreuve le professionnalisme des journalistes (B. Zongo, 2021). Tout le contrôle exercé sur la communication de crise montre que cette communication de crise a été une communication sur les risques de la crise, une communication de la gestion du risque, risque de propager la pandémie, risque de contagion, risques de développer la propager des rumeurs, risques d'augmenter la psychose entre autres. (B. Zongo, E. P. Bazyomo, 2024) Cette gestion du risque pose une problématique anthropologique de rapport à l'autre expliquent-ils, parce que le rapport à la pandémie est un rapport construit en fonction tout à la fois du contexte, des représentations sociales, et de l'identité des acteurs.

CONCLUSION

La dynamique communicationnelle en période post-Covid-19 dans les marchés révèle une rupture marquée par rapport à l'efficacité des dispositifs mis en œuvre pendant la crise. Cette étude souligne un lâcher-prise institutionnel qui a laissé un vide communicationnel, caractérisé par l'absence de contact entre les usagers des marchés et les autorités sanitaires, ainsi que par le manque de supports d'alerte. Cette passivité des acteurs publics post-crise compromet la mémoire du risque et la préparation face à de futures menaces sanitaires. L'étude met en évidence un rejet des mesures barrières par les usagers des marchés, principalement en raison de leur inadaptation aux réalités du commerce.

Ce constat rejoint les analyses sur la difficulté d'imposer des injonctions sanitaires face aux cultures locales africaines, où l'« être de relation » insiste sur l'hospitalité et les liens sociaux, contredisant la distanciation physique. L'absence de communication de continuité après la crise a aggravé ce désengagement. Alors que la phase aiguë a souvent bénéficié d'une communication intense et ciblée, la transition vers la vigilance a été négligée. L'efficacité des mesures barrières, un temps acceptées sous la pression de la peur et des campagnes médiatisées, s'est estompée faute de renforcement proactif et contextualisé du message. Ce retrait de la communication institutionnelle a créé un vide informationnel qui favorise le retour aux pratiques sociales antérieures et l'oubli rapide de la pandémie. Selon T. Libaert (2018), une crise, même terminée, doit être perçue comme un accélérateur de restructurations et une opportunité positive de développement des systèmes. Or, l'absence de suivi communicationnel post-crise ne permet pas de consolider les nouvelles pratiques ni de pérenniser une gouvernance sanitaire équitable (M. Kilani, 2020) au niveau local, comme celui des marchés, foyers d'échanges et de risques. Pour rétablir l'adhésion, il est impératif d'adopter une approche catégorielle et de construire une relation symétrique avec les populations, intégrant leurs contraintes économiques et sociales. En définitive, la dynamique communicationnelle post-Covid-19 dans les marchés africains s'est caractérisée par un relâchement institutionnel post-crise, contrastant avec l'effort consenti en période de danger imminent. La non-continuité de la communication de risque et la non-adaptation des mesures barrières aux lieux de commerce ont conduit au rejet des gestes protecteurs, confirmant que l'efficacité durable des mesures dépend moins de l'intensité de l'alerte initiale que de la pertinence et de la pérennité du dialogue avec les usagers. Une véritable stratégie de relèvement (PNUD) exige l'intégration de la communication comme un outil structurel et non conjoncturel, pour établir la confiance et la légitimité des autorités à long terme.

BIBLIOGRAPHIE

AÏM Olivier et DEPOUX Anneliese, 2022, « Naissance de l'infodémiologie. Le cas de l'OMS : vers une nouvelle organisation mondiale de l'information sanitaire ? », *Questions de communication* [En ligne], 41 | 2022, mis en ligne le 01 octobre 2022, consulté le 26 octobre 2022. URL : http://journals. openedition.org/ questionsdecommunication/28909 ; DOI : https://doi.org/10. 4000/questionsdecommunication.28909.

ANTIL Alain, 2020, « L'arrivée du COVID-19 en Afrique subsaharienne : quels scénarios ? », *L'Afrique en question*, n° 53, IFRI,

BAGARÉ Marcel, BAZYOMO Émile Pierre et BIDIMA Yamba, 2023, "Strategic Use of Communication in the Fight Against the COVID-19 Pandemic in Ouagadougou Markets and Yaars", *Social Sciences*, 12(1), 24-33 .

BAUM Fran et PALMER Catherine, 2002, "Opportunity structures: urban landscape, social capital and health promotion in Australia", *Health Promotion International*, 351–361.

BLANCHET Philippe, 2000, *Linguistique de terrain, méthode et théorie (une approche ethno- sociolinguistique),* Rennes, Presses Universitaires de Rennes.

BILA Missida Blandine, 2022, « Du Covid-19 au vaccin anti-Covid-19 : la santé publique à l'épreuve des représentations sociales au Burkina Faso », *Science et Technique*, Lettres, Sciences humaines et sociales, Vol. 38, n° 1, janvier-juin 2022

BINATÉ Issouf, GOSSELIN Louis Audet et SORÉ Zakaria, 2022, « Religiosité musulmane en temps de Covid-19 au Burkina Faso et en Côte d'Ivoire : un dialogue entre normes sanitaires et pratiques religieuses », *Cahiers d'études africaines* [En ligne], 248 | 2022, mis en ligne le 04 janvier 2025, consulté le 09 janvier 2025. URL : http://journals.openedition.org/etudesafricaines/40302 ; DOI : https://doi.org/10.4000/etudesafricaines.40302

CONGO Aoua Carole et GUIRÉ Inoussa, 2020, « Représentations sociales de la pandémie de covid- 19 en Afrique subsaharienne et problématique d'une riposte collective », *Akofena.* Retrieved from http://revueakofena.org/wp-content/uploads/2021/02/36-Aoua-Carole-CONGO-Inoussa-GUIRÉ.pdf

CRESWELL John W., 2014, *Research design: Qualitative, quantitative, and mixed methods approaches,* Thousand Oaks, CA, Sage.

FIELOUX Moussa, 1990, *Les maladies vues d'ailleurs : essai d'interprétation des représentations de la maladie en Afrique de l'Ouest,* Paris, L'Harmattan.

FILIATRAULT France, DESY Michel, et LECLERC Bruno, 2015, *Référentiel de valeurs pour soutenir l'analyse éthique des actions en santé publique.* Montréal, Institut national de santé publique du Québec.

FILIATRAULT France et DESY Michel, 2013, *Dimension éthique de la stigmatisation en santé publique : outil d'aide*

à la réflexion, Montréal, Institut national de santé publique du Québec.
GAUTHIER Annie, LÉVESQUE Julie, GAMARCHE Lea, et POITRAS Dave, 2020, «COVID-19 : Stratégies de communication pour soutenir la promotion et le maintien des comportements désirés dans le contexte de la pandémie » https://www.researchgate.net/publication/356536894.
GIDDENS Anthony, 1984, *The Constitution of Society. Outline of the Theory of Structuration,* Berkeley,University of California Press.
HABERMAS Jürgen, 1981, *Théorie de l'agir communicationnel*, Paris, Fayard.
IRIS, 2020, *Qu'est ce qu'une infodemie? Dossier 1 le virus du faux,* octobre, Accès le Octobre 2, 2025. https://www.iris-france.org/wp-content/uploads/2020/11/Dossier-1-Le-virus-du-faux.pdf.
JOUX Alexandre et PELISSIER Maud, 2018. *L'information d'actualité au prisme des fake news,* Paris, L'Harmattan.
KILANI Mondher, 2012, « Malinowski et l'anthropologie de terrain *La "Revolution" scientifique »,* in KILANI Mondher, *Anthropologie du local et du global,* Paris, Armand Collin, p. 235-243.
LEYDEN Kevin M., 2003, "Social Capital and the Built Environment : The Importance of Walkable Neighborhoods" *Am. J. Public Health*, 1546-1551.
MFP 2024, *Document de la politique genre au Burkina Faso. Rapport annuel*, Ouagadougou, Ministere de la Promotion de la Femme.
MORGAN David L., 1997, *Focus Groups as Qualitative Research* . Thousand Oaks, Sage Publications.
MUCCHIELLI Alex, 2006, *Études de communication: le dialogue avec la technique*, Paris, Armand Colin.

OLLIVIER-YANIV Caroline, 2015, «La communication publique sanitaire à l'épreuve des controverses, » *Hermes*, n°73, p. 69-80.
PALÉ Augustin 2020, « Analyse des discours sociaux sur la covid-19 au Burkina Faso », *Coronavirus en Afrique : agir en temps de crise, penser un autre monde Échanges*, Revue de Philosophie, Littérature et Sciences Humaines, Numéro spécial Covid-19, Volume 2, Lomé.
PARÉ Cyriaque, 2024, « Crise de la COVID-19 et crise de la communication institutionnelle au Burkina Faso », *Revue LES TISONS*, N° 0002, p. 549-573.
RENAUD Lise et RICO-DE-SOTELO Carmen, 2007, « Communication et santé : des paradigmes concurrents », *Revue Santé Publique*, Vol 19, p. 31-38.
ROMEYER Hélène, et FOX Stephanie, 2021, « Crises sanitaires et communication : enjeux sociétaux et organisationnels », *Revue Communiquer*, n°32, p. 1-12.
SAWADOGO Issaka, 2023, « Les victimes de la Covid-19 au Burkina Faso et la construction d'une rhétorique de polarisation dans la presse écrite.» *ALTRALANG Journal*, Vol. 05, Issue 01, p. 107-119.
SORÉ Zakaria, 2023, « Les étudiants de l'UJKZ face à la Covid-19. Entre théorie du complot, déni et distanciation vis-à-vis des mesures barrières », in Charlier Jean-Émile, *l'école africaine face aux crises sécuritaires*, Louvain-la-Neuve, Éditions Academia.
YAMÉOGO Lassané et ZONGO Bouraïman, 2021, *Rapport sur l'état de la liberté de la presse 2020 au Burkina Faso, suivi de l'étude sur « l'impact de la maladie a coronavirus sur le travail des journalistes et des médias burkinabè* » Ouagadougou, CNP-NZ.
YAYA BOCOUM Fadima, KADIO Kadidiatou, BILA Alice, KOUANDA Séni, DRABO Maxime, 2022, « Connaissances et perceptions de la maladie à coronavirus (COVID-19) dans la Commune de Ouagadougou, *Revue*

Africaine des Sciences Sociales et de la Santé Publique, Volume 4 (2).

ZONGO Bouraïman, 2024, « Management des ressources humaines à la Police Nationale : une perspective anticipatrice dans un contexte de lutte contre le terrorisme au Burkina Faso », *DJIBOUL, Revue Scientifique des Arts Communication, Lettres, Sciences Humaines et Sociales.* Volume 3, n° 8.

ZONGO Bouraïman et BAZYOMO Émile Pierre, 2024, « Communication de crise au Burkina Faso : un acte de gestion du risque dans un contexte de diversité culturelle », *EDUCOM*, Revue du Centre d'Études et de Recherches sur les Organisations, la Communication et l'Éducation (CEROCE) de l'Université de Lomé, p. 165-190.

Chapitre II

Langage de crise et défiance sociale : les mots et maux de la COVID-19 dans les marchés de Ouagadougou

Soré Zakaria & Daïla Béli Mathieu

Ce chapitre analyse le lien entre les désignations linguistiques de la Covid-19 des commerçants de Ouagadougou et leur rapport à la maladie. En s'appuyant sur les apports croisés de la sociolinguistique et de la sociologie, il montre comment le langage officiel marqué par une terminologie anxiogène a contribué à produire la peur, à remodeler les interactions sociales et à installer une crise de confiance entre gouvernés et gouvernants dans la gestion de la maladie.

Une approche qualitative a été utilisée dans ce travail. Elle a consisté à une collecte de données de données auprès des commerçants, des acteurs municipaux que sont la police municipale et les acteurs chargés de la surveillance des marchés. L'étude met en lumière les tensions entre injonctions sanitaires et logiques des commerçants. Dans cette dynamique, les commerçants ont développé des appellations locales de la Covid-19 qui ont contribué à reconfigurer leur rapport à la maladie. Le vocabulaire utilisé a amplifié les soupçons de manipulation, notamment en raison des incohérences et de l'absence d'accompagnement socio-économique adapté.

Mots-clés : Cocid-19, *discours de crise – perceptions- mesures barrières- commerçants – marchés et yaars de Ouaga-dougou*

Abstract

This chapter analyzes the link between the linguistic designations of COVID-19 used by merchants in Ouagadougou and their relationship to the disease. Drawing on contributions from sociolinguistics and sociology, it shows how official language marked by anxiety-provoking terminology has contributed to generating fear, reshaping social interactions, and creating a crisis of confidence between the governed and the governing in the management of the disease.

A qualitative approach was used in this work. It consisted of collecting data from traders, municipal actors such as the municipal police, and those responsible for market surveillance. The study highlights the tensions between health regulations and the logic of shopkeepers. In this dynamic, shopkeepers developed local names for COVID-19 that helped to reconfigure their relationship with the disease. The vocabulary used amplified suspicions of manipulation, particularly due to inconsistencies and the lack of appropriate socio-economic support.

Keywords: COVID-19, crisis discourse – perceptions – barrier measures – traders – markets and yaars in Ouagadougou

INTRODUCTION

La pandémie de Covid-19 a eu des effets sanitaires et aussi un impact psychologique et social dans le monde. L'apparition de la maladie et l'infodémie (O. Aïm et A. Depoux, 2022) qui s'en est suivie ont créé des mots et expressions soit, pour alerter sur la dangerosité de la maladie, soit pour faire de la dérision. Dès le début de la pandémie, une terminologie spécifique s'appuyant sur des données scientifiques s'est imposée, marquée par des mots évoquant la peur (paniquer, effrayer, crainte, danger, catastrophe), la distanciation (éviter les contacts, mesures barrières, éloignement) et les symptômes de la maladie (rhume, fièvre, toux). Ces termes ont structuré la compréhension du virus, mais aussi un climat de peur et de banalisation qui ont modifié les interactions sociales et les pratiques culturelles. Si les autorités se basent sur les mots du monde de la santé pour évoquer la maladie, les commerçants de Ouagadougou ont développé des expressions qui déconstruisent la lecture scientifique de la Covid-19.

À Ouagadougou, les marchés constituent des espaces névralgiques de l'économie informelle, mais surtout de lieux de sociabilité et de régulation sociale. Les marchés sont aussi des lieux de résistance et de construction de contre-discours face à l'engagement étatique de venir à bout de la maladie. C'est dans cette dynamique que de nombreuses expressions ont été développées par les commerçants pour désigner la Covid-19. Les mots étant le support des comportements, de nombreux travaux (I. Binaté et al.2022 ; Z. Soré, 2022) ont montré que les perceptions de la Covid-19 ont entraîné un déni de la maladie et des réticences dans le respect des mesures barrières. La composition sociale des personnes contaminées et publiquement connues au Burkina a entraîné le premier glissement dans le rapport à la maladie. Détectée en mars 2020 et déclarée comme une maladie dangereuse, mortelle et transmissible du fait de ses conséquences dans d'autres pays, la Covid-19 est devenue au fil de son évolution à cause de l'infodémie, une maladie des riches et des blancs. B. M. Bila (2022) laisse percevoir que la peur initiale de l'infection, atténuée par la faiblesse des chiffres, fait progressivement place au déni de la Covid-19 ou de sa dangerosité dans un contexte de circulation d'informations non contrôlées « infox ».

L'évolution des représentations sociales de la maladie est construite à partir de mots qui permettent d'atténuer sa dangerosité et surtout qui permettent de vivre avec la maladie. Le décalage entre la communication permanente des structures techniques de la santé et le nombre de victimes a en outre contribué au changement des représentations sociales de la Covid-19 et de l'invention des mots de raillerie. Du reste, la fonction de la représentation sociale est alors de « rendre quelque chose d'inhabituel, ou l'inconnu lui-même, familier » (S. Moscovici, 1976, p. 38). Comment la terminologie mobilisée pour désigner la maladie de la Covid-19 et ses conséquences ont-elles remodelé le rapport à la maladie ?

Dans cette perspective, la sociolinguistique et la sociologie offrent un cadre d'analyse pertinent pour interroger le rôle des discours dans la construction, la co-construction des représentations collectives et comportementales et la réaction des acteurs des marchés de la ville de Ouagadougou face à la maladie de la Covid-19. Ainsi, l'article mobilise la théorie des représentations sociales. Elles constituent des systèmes de pensée collectifs qui permettent aux individus de donner du sens à leur environnement (S. Moscovici, 1961). Mobiliser la théorie des représentations sociales permet de voir comment les commerçants construisent le discours sur la Covid-19 et reconfigurent leurs comportements. Aussi M. Godelier et coll (2011) insistent-ils sur le fait que les réactions à diverses épidémies ou pandémies dépendent assez étroitement des représentations culturelles que les populations se font de l'origine et des causes de la maladie qui les affectent. D. Fassin (2004) travaillant sur la biopolitique et la construction sociale des crises sanitaires souligne que ce ne sont pas seulement des phénomènes biologiques. L'objectif de cette étude est d'analyser les effets des terminologies locales sur le rapport à la maladie chez les commerçants de la ville de Ouagadougou. Ainsi, elle examine les champs lexicaux de la peur, de la distanciation et de la raillerie de la maladie.

1. MÉTHODOLOGIE

L'objectif de l'étude étant de rendre compte des représentations sociales de la Covid-19 dans les marchés et leurs répercussions sur le rapport à la maladie, une démarche qualitative était nécessaire. En effet, les représentations sociales sont des phénomènes symboliques et discursifs dont la saisie commande la réalisation d'entretiens approfondis, l'observation et l'analyse du langage et de ses métaphores. Les marchés sont des lieux de sociabilité où circulent des discours populaires, des métaphores et des récits qui permettent de saisir les représentations sociales de la maladie. L'approche qualitative permet de mettre en lumière les résistances symboliques face aux injonctions sanitaires et politiques. L'enquête a été conduite en deux phases. La première phase s'est déroulée entre mars et juin 2021. En cette période, les mesures sanitaires étaient toujours appliquées. Elle a été une période propice d'observation des rapports des commerçants à la maladie. La deuxième phase s'est déroulée entre mars et avril 2025. C'est une période pendant laquelle les commerçants ont pris du recul et analysent avec froideur la période de la maladie et les mesures de lutte.

La population cible de cette étude est les commerçants exerçant dans les marchés de la ville de Ouagadougou. Ainsi, cinq (05) marchés ont servi de lieux de collecte de données. Selon G. Rouamba *et al.* (2022), ces marchés ont deux statuts : ceux qui sont aménagés et gérés par la municipalité de la capitale (grand marché « Rood Woko » et marché du 10 ou encore « 10 yaar ») et ceux qui sont gérés par les associations de commerçants (marché de Cissin, marché de Toéssin et marché de la Zone 1). D'un point de vue géographique, les marchés ont été sélectionnés de sorte à couvrir la ville et à tenir compte des quartiers périphériques et centraux. Le choix des personnes enquêtées a été fait grâce à la technique de choix raisonné. Les principes de triangulation et de saturation (J-P. Olivier de Sardan, 1995) ont été mobilisés pour garantir la qualité de l'échantillon. Ainsi, des propriétaires de boutiques, des démarcheurs, des visiteurs, de même que des acteurs institutionnels comme la police municipale, les gestionnaires de marchés, les responsables des associations de commerçants ont été interrogés. Au total, ce sont soixante (67) personnes qui ont été interviewées.

2. RÉSULTATS

2.1. Des terminologies de la peur et une construction du chaos communicationnel

À l'apparition de la maladie, l'État et les services techniques de la santé ont opté pour une communication qui alerte et invite les populations à prendre toutes les dispositions pour limiter la contamination. La communication du gouvernement reprend la logique de l'Organisation mondiale de la Santé (OMS) qui avait l'option d'insister sur les graves conséquences de la maladie afin d'amener les populations à se protéger. Cette posture est fondée sur le fait que la maladie est vue comme une pathologie dangereuse et pour laquelle aucun traitement curatif n'a pour le moment été trouvé. Dans leur stratégie de communication sur la maladie, les services compétents ont fait l'option d'insister sur le caractère dangereux de la Covid-19. En effet, la communication sur la Covid-19 au Burkina a été plus orientée sur la maladie, ses manifestations, sa prévention et son caractère pandémique qui implique des mesures drastiques afin d'éviter sa propagation au sein de la population. Les lieux de rassemblement, les marchés où le contact est fréquent, les lieux de culte, les écoles, sont considérés comme de potentiels foyers de propagation de la maladie.

La désignation d'un mal se fait par des signifiants qui ont un lien étroit avec la signifiance. Dans la désignation, le choix des signifiants reste primordial pour une communication efficace en temps de crise sanitaire. La communication à travers les médias se fait avec des spécialistes afin de ne pas apeurer les populations déjà inquiètes du fait des nombres élevés de victimes de la maladie qu'elles voient à travers les médias étrangers.

Le gouvernement a fait l'option de mettre en avant la peur de la maladie afin de protéger les populations. C'est pour cela que chaque jour, il était fait un bilan sur le nombre de personnes guéries, les nouveaux cas de contamination et le nombre total de malades. La stratégie du gouvernement a eu des effets sur le comportement des citoyens. Les propos ci-dessous d'un agent de police décrit son ressenti de la communication sur la covid 19.

> Personnellement, la communication m'a beaucoup effrayé car on s'attendait à une catastrophe mais après je me suis rendu compte que c'est une maladie avec laquelle l'on vivait et on s'en sortait. Donc, c'est vrai qu'il attire notre attention qu'il y a quelque chose de neuf mais pas avec tout cet arsenal de communication qu'on a déployé. Il fallait nous dire ce que l'on doit faire ou pas, au lieu de nous dire que si on ne fait pas comme ça, voilà ce qui doit arriver. À un moment donné, chacun était effrayé. Moi personnellement, le soir quand je rentrais, je ne voulais même pas toucher quelque chose car je ne sais pas si je suis contaminé ou pas. S'il [le gouvernement] nous disait qu'on pouvait vivre avec, cela allait apaiser nos cœurs. (Agent de police au Grand marché de Ouagadougou, entretien mai 2025).

Si la communication gouvernementale sur la Covid-19 a réussi à créer l'émoi, cela est dû au fait que les communicateurs ont manqué d'une approche de communication de crise (B. Zongo et P-É. Bazyomo, 2024). C. Paré (2024) avait dans cette dynamique, parlé de crise de la communication institutionnelle. En contexte de crise sanitaire, le fait que les spécialistes de santé prennent le lead de la communication joue non seulement sur la réception du message, mais aussi accroît la peur ou le désintérêt des cibles de la communication. La communication de masse dans des situations sanitaires délétères doit allier les mots aux actes avec un choix judicieux d'éviter de créer la panique et le désarroi. Dans le cas de la covid19, elle a fait le contraire des normes de la communication de crise. Ainsi, les expressions et termes relatifs à la construction de la peur et la panique sont généralisés dans les discours sur la covid 19. Il s'agit de « cas de morbidité », « cas suspect », « confinement », « comorbidité », « quarantaine », « couvre-feu » « contamination », « propagation » et « mort ». Ces termes et expressions traduisent une situation dramatique et construisent la peur chez les populations. L'analyse du lexical du discours de peur est contenue dans le tableau ci-dessous.

Tableau 1. Liste d'expressions utilisées par le gouvernement dans sa communication sur la Covid-19

Termes et expressions	Champ lexical	otation	Effet psychologique
Cas de morbidité	Maladie	Gravité, souffrance	Renforce l'idée de la dangerosité de la maladie constituant une menace
Cas suspect	Suspicion	Suspicion et stigmatisation	Crée une méfiance et tend à l'exclusion sur la base de suspicion
Comorbidité	Fragilité	Vulnérabilité et risques accrus	Accentue la perception du risque de décès du malade
Contamination	Transmission	Danger invisible	Suspecte un danger imminent et omniprésent
Propagation	Expansion	Expansion incontrôlée	Évoque une expansion fulgurante qui échappe au contrôle.
Couvre-feu	Contrainte	Privation de liberté	Matérialise la coercition et la restriction des libertés.
Quarantaine	Contrainte	Isolement	Traduit l'idée d'isolement et de mise en œuvre de la proxémique
Confinement	Contrainte	Réclusion forcée	Construit l'idée d'isolement en limitant le déplacement
Mort	Fatalité	Peur ultime	Impose l'idée d'une fin inévitable et dramatique

L'analyse lexicale présentée dans le tableau n°1 met en exergue l'effet fortement anxiogène de la covid-19. Le champ lexical mobilisé dans la communication, composé de termes tels que « cas de morbidité », « cas suspect », « comorbidité », « contamination », « propagation », « couvre-feu », « quarantaine », « confinement » et « mort », illustre la gravité de la situation. Ces expressions ne sont pas dans le quotidien des Burkinabè et les entendre tous les soirs à la télévision contribuent à créer en eux, une situation de peur. En effet, ce champ lexical participe à ce que P. Charaudeau (2005) désigne comme une mise en scène discursive de la menace, où le choix des mots oriente la perception sociale d'un évènement. Il s'agit d'actes illocutoires et perlocutoires que véhiculent ses mots et expressions.

En outre, du point de vue discursif, ces termes font appel à un imaginaire de crise (D. Maingueneau, 2014) qui se structure en quatre dimensions graduelles : la gravité médicale, la contagion incontrôlée, la privation des libertés et la fatalité ultime. S'agissant de la gravité médicale, le vocabulaire dramatique s'illustre à travers les termes « cas de morbidité », « comorbidité » et « cas suspect » qui inscrivent la Covid-19 dans un registre de vulnérabilité extrême et de stigmatisation potentielle. La technicité du corps médical se mêle à la charge émotionnelle, rendant la menace plus concrète et socialement marquante. Cette situation de fragilité sociale et psychologique est renforcée par le caractère incontrôlable de la covid-19 qui se matérialise à travers les mots tels « propagation » et « contamination » évoquant le fait que la maladie échappe au contrôle humain.

En plus du caractère incontrôlé de la Covid-19, s'ajoute l'exercice de la privation des libertés que le gouvernement édicte en règle de limitation de la propagation de la maladie. Les mises en quarantaine des patients et des villes, l'instauration du couvre-feu et le confinement sont des mesures restrictives des libertés qui, selon les commerçants, ne tiennent pas compte des réalités socio-culturelles du Burkina et constituent une grave atteinte des libertés individuelles et collectives.

De même, cette psychose généralisée est soutenue par le terme « mort » qui est la fin irréversible. En somme, la construction discursive du discours sur la Covid-19 dépasse le caractère informatif. Elle façonne les représentations sociales de la maladie, influence les commerçants à adopter les mesures barrières tout en développant chez les populations un sentiment de méfiance et de stigmatisation des personnes considérées comme des « cas suspects ». Ainsi, le discours de crise diffusé devient un outil de rupture des habitus des populations et surtout celles des marchés où la communication de proximité demeure la meilleure. Enfin, les médias sociaux où chacun est spécialiste de la communication ont contribué à apeurer davantage les populations à travers les capsules vidéo de certains activistes. Les populations sont assaillies de messages et informations dont la véracité n'est pas confirmée, constituant une dysharmonie communicationnelle.

2.2. Des mots techniques apeurant aux concepts émiques

Si à son apparition et suivant le type de communication adopté par le gouvernement, les populations ont développé une certaine peur face à la Covid-19, au gré des nombre de victimes et de l'effet des *fake news* et de la théorie du complot, la peur s'est petit à petit dissipée. Cette inversion s'est accompagnée de développement de nouvelles terminologies qui banalisent les conséquences dévastatrices de la maladie et en font un instrument économique entre les mains des dirigeants politiques et des experts de la santé humaine.

Dans la première catégorie, on peut trouver : « Colonel 19 », « général virus », « maladie des gourous », « maladie de Rock » (F. Yaya-Bocoum, 2022). Toutes ces terminologies sont ironiques et s'orientent à la fois vers un déni de l'existence même de la maladie et aussi vers une désignation des personnes qui sont susceptibles d'être contaminées par la maladie.

Au fil des mois et du faible nombre de malades, les commerçants ont commencé à se poser des questions sur l'existence même de la maladie. C'est dans ce contexte que voient le jour les désignations telles « maladie de Rock », « Colonel 19 », « Général virus ». Ces désignations se présentent comme des formes de rejet de l'existence. En trouvant la désignation « maladie de Rock », c'est une manière de dire qu'il n'y a que le Président du Faso qui croit en l'existence de la maladie. « *Colonel virus* » et « *Général virus* » sont aussi dans la même veine. Elles se réfèrent à l'armée et la force qu'elle impose souvent aux citoyens. Dans ce sens, ces désignations font ressortir le fait que le gouvernement, de par le monopole de la violence impose aux populations des comportements, pour se protéger d'une maladie dont la population ne croit pas à son existence.

Si de nombreux commerçants sont sceptiques sur l'existence, sinon la gravité de la maladie, certains insistent sur le fait que tout le monde ne peut être contaminé. Ils arguent du fait que la Covid-19 est une maladie des personnes aisées. A. N. Ouédraogo et T. Zongo (2022) rappellent en effet que pour de nombreuses personnes à Ouagadougou, c'est une maladie des riches. La désignation « maladie des gourous » est aussi dans ce sens. Dans le discours populaire à Ouagadougou, les personnes de groupe aisé sont désignées par l'expression « gourou ». La Covid-19 est perçue comme une « maladie de riches », réservée aux classes aisées, et que ses conséquences réelles sont moins préoccupantes pour les classes populaires vivant sans air conditionné et habituées aux intempéries climatiques. Les populations veulent donc à travers cette terminologie, insinuer qu'il y a que les personnes de classe économique favorisée qui connaissent et peuvent contracter la maladie.

B. M. Bila (2022, p. 136) montre justement dans le cas du Burkina, que

> la capitale et la seconde ville du pays apparaissent comme épicentres de l'épidémie dans sa progression sur le sol national. Un mois après la notification du premier cas positif du pays, le nombre total de cas confirmés passe à 448, avec 26 décès. Parmi ces personnes contaminées se compte une dizaine de hautes personnalités politiques dont la vice-présidente de l'assemblée nationale qui en serait décédée.

Les premières personnes déclarées positives à la Covid-19 au Burkina Faso sont des « gens d'en haut ». Les premiers sont un couple de religieux protestants qui revenaient d'un pèlerinage religieux en France. L'itinéraire de voyage du couple et sa catégorie sociale et économique contribuent à renforcer l'idée selon laquelle la Covid-19 est une maladie de ceux qui ont les moyens pour se rendre en Occident. D'ailleurs de nombreuses personnes considèrent que même si la maladie existe en Afrique, elle est moins dangereuse que la variante qui sévit en Occident (Z. Soré, 2022). Ce propos d'un commerçant du marché central de Ouagadougou permet de saisir cette représentation :

> C'est une maladie des Blancs. Chez les blancs, il y a la neige est ce qu'ici nous en avons ? non. Chez les blancs le marché est climatisé pas comme chez nous, nous les commerçants qui sont assis ici nous pouvons passer les 365 jours de l'année en étant sous le soleil. Nous ne connaissons pas l'air conditionné, c'est souvent les ventilateurs et ce pour certaines personnes seulement. Ce qui fait que la maladie est moins grave ici c'est que les pays ne sont pas pareils. (Propos d'un commerçant du grand marché de Ouagadougou, mars 2021)

La description de ce commerçant indexe les éléments qui entourent les conditions de vie des classes aisées comme étant des éléments favorables à la propagation de la maladie. Ainsi, les acteurs des marchés s'estiment épargnés de la maladie et les noms qu'ils inventent pour la désigner sont finalement des noms de raillerie.

À côté de cette première catégorie, il y a ceux qui pensent que « la question de la Covid-19 est une occasion que les autorités burkinabè utilisent pour se faire de l'argent d'où le nom de « la maladie de Rock » ou « Corona affaire ». (F. Yaya Bocoum et al. 2022, p. 247). Une autre terminologie dans cette tendance est « *Chocolat virus* ». Cette désignation fait référence au chocolat, ce produit doux réservé dans les pays africains aux membres des classes sociales aisées. L'analogie consiste à dire que la maladie de la Covid-19 constitue pour les dirigeants une opportunité d'accès à des ressources financières. L'ironie qui accompagne ces noms permet de voir une chose : cette maladie est finalement de l'amusement.

2.3. Les terminologies locales comme une stratégie de dédramatisation de la Covid-19

Les commerçants constituent l'un des groupes socioprofessionnels le plus impactés par les mesures sanitaires contre la propagation de la Covid-19. Les premières mesures prises consistant à fermer les espaces de grands rassemblements ont visé directement les marchés. En effet, peu après le diagnostic des premiers cas positifs à Ouagadougou et la dynamique d'application des mesures de santé publique,

> les autorités ont décidé, à travers l'arrêté n°2020-078 CO/M/DAJC du 25 mars 2020 et ses

modificatifs, de la fermeture provisoire de 40 ‘‘grands marchés’’ et marchés itinérants dans la capitale. La grande affluence et la promiscuité des individus dans lesdits marchés sont vues comme un problème dans le contexte de la Covid-19 (Z. Dialla, 2021, p. 490).

Les commerçants qui considèrent qu’il est plus dangereux pour eux de ne pas travailler que de se faire contaminer par la Covid-19 avaient contesté la fermeture des marchés. Dans le regard des commerçants, l’arrêt des activités qu’impose la fermeture des marchés est plus dangereux que la Covid-19 elle-même. F. M. Kola (2020) rapporte les propos d’une commerçante remontée contre la décision de l’autorité municipale : « si nous ne bougeons pas, nos familles ne mangeront plus et nous risquons de mourir avant que la maladie ne nous emporte ». Les propos de certains enquêtés insistent de cette perception des commerçants des mesures sanitaires contre la Covid-19, surtout celles qui consistent à fermer les lieux de rassemblement :

> Bon au début c'était la maladie des riches, donc ça ne les concernait pas, si vous avez suivi un peu l'actualité, à l'époque quand on a fermé les marchés, les commerçants se sont levés, ils ont marché, ils ont exigé l'ouverture des marchés et à ce moment ils disaient qu'ils préfèrent mourir de la maladie que mourir de la faim, donc c'est dit. (Entretien avec un commerçant, mars 2025)

Ce propos est une illustration de la contestation de l’autorité politique par les populations sur les mesures édictées. Même si l’existence de la maladie est réelle, sa gravité selon les représentations des commerçants n’autorise pas la fermeture des marchés. Les commerçants préfèrent être contaminés que mourir de faim. Cette prise de position est liée au caractère informel de leurs activités et au manque de lisibilité sur les potentiels accompagnements de l'État pendant la période de fermeture. En effet, beaucoup de commerçants burkinabè vivent des recettes journalières obtenues de la vente de leurs articles. Ainsi, si les marchés sont fermés, ceux-ci ne pourront pas nourrir leurs familles.

Face au lexique officiel anxiogène, les commerçants des marchés de Ouagadougou ont élaboré leurs propres terminologies pour neutraliser la peur et réinscrire la maladie dans leur quotidien. Les dénominations populaires sont teintées d'ironie et de dérision qui constituent une stratégie discursive de dédramatisation de la Covid-19. Cette compréhension de la maladie chez les commerçants est à l'origine de l'invention de concepts locaux pour ironiser de sa dangerosité et de la concentration du gouvernement sur la lutte contre sa propagation.

La résistance souple des commerçants face aux mesures de santé publique prises pour limiter la propagation de la Covid-19 commence par une tentative de trouver une correspondance locale de la maladie. Cela leur permet d'amoindrir le caractère dangereux de la maladie, de trouver des itinéraires thérapeutiques et médicaments locaux et surtout de moins s'affoler face aux discours scientifiques sur la maladie. F. Yaya-Bocoum (2022) relève que, même si les appellations en langue locale sont différentes, *fonsré, fons muka, za co, miongo*, elles traduisent la même réalité. La Covid-19 est assimilée au *fonsré* parce qu'il s'agit d'une maladie des poumons qui existe et qui s'aggrave au contact de la fraîcheur. L'effort de trouver une correspondance en langue nationale vise surtout à déconstruire le caractère mortifère de la maladie, montrant alors que c'est une maladie déjà connue et qu'il est possible de trouver le médicament sur place.

Pour les commerçants, les symptômes de la maladie étant similaires à d'autres maladies courantes, l'on ne peut faire la différence entre ceux-ci et ceux de la Covid-19. Les symptômes de la maladie sont similaires à certains maux bénins tels que la toux, les céphalées, la fièvre, l'éternuement et les difficultés respiratoires qui, dans le quotidien des Burkinabè n'entraînent pas un isolement systématique des patients. Les manifestations de la Covid-19 donnent l'impression de déjà-vu chez les commerçants. Ce travail de rapprochement permet aux commerçants de voir en la Covid-19 non seulement comme une maladie familière, mais surtout comme une maladie qui ne présente aucun danger pour les Burkinabè.
Les connaissances empiriques sur la maladie font l'objet de refus de sa gravité au Burkina. Les commerçants estiment que la Covid-19 est plus dangereuse dans les zones froides qu'au Burkina, car la température élevée est un atout en faveur des probables malades.

À côté de la tentative d'internalisation de la maladie, des mots de dérision ont été aussi inventés. Dans la plupart des cas, ces mots avaient pour objectif d'opposer une autre vision de la maladie à celle des autorités politiques et sanitaires. Il s'agit de la banalisation symbolique de la gravité du virus en le transformant en personnage caricatural d'une part ; et une distance critique vis-à-vis des autorités et des élites socio-économiques, accusées d'être les véritables cibles ou bénéficiaires de cette crise sanitaire d'autre part. En outre, ces terminologies empreintes de railleries sont un processus de banalisation de la dangerosité de la Covid-19. Elles atténuent la charge émotionnelle véhiculée par le vocabulaire officiel anxiogène et redonnent aux populations un sentiment de maîtrise face à une situation imposée de l'extérieur. Comme l'a montré S. Moscovici (1976), la fonction des représentations sociales est de « rendre familier l'inconnu » ; ici, les surnoms ironiques permettent d'intégrer la Covid-19 dans l'univers culturel local en la dépouillant de son aura dramatique voulu par les acteurs politiques et sanitaires du Burkina.

Dans cette logique, les commerçants ne se contentent pas de produire des mots de raillerie : ils articulent également la maladie à des référents culturels et sociaux propres au contexte burkinabè. C'est ainsi que la dédramatisation passe par une réinscription de la Covid-19 dans un sujet de dérision.

En somme, cette dynamique de dédramatisation ne doit pas être perçue comme une simple forme d'humour populaire mais une réponse à la communication gouvernementale sur la Covid-19 et une envie de retrouver sa sérénité dans un monde assailli par des discours de la peur. La dédramatisation relève d'un mécanisme de résistance symbolique face à une communication gouvernementale et des sorties du Centre des opérations de réponse aux urgences sanitaires (CORUS) jugées incohérentes, excessives et souvent manipulatrices. En tournant en dérision le vocabulaire officiel, les populations des marchés contestent implicitement l'autorité discursive de l'État et réaffirment leur autonomie d'interprétation. Ce processus contribue à fragiliser encore davantage la confiance déjà ébranlée entre gouvernants et gouvernés, préparant le terrain au discours de soupçon et de complot qui émerge dans la suite de l'analyse.

2.4. Approximation communicationnelle et rupture de confiance entre gouvernants et gouvernés

Les discours officiels des politiques et des spécialistes de la santé sur la Covid-19 ont plongé certains Burkinabè dans le désarroi et la suspicion de complot ourdi par le gouvernement et des puissances extérieures. Le sentiment des commerçants dans les marchés s'inscrit dans cette logique, car la communication du chaos sur une maladie dont les effets ne sont pas aussi graves au Burkina constitue pour eux, une preuve du complot.

> Aucun commerçant ni un membre de sa famille que je connais n'a été infecté, ni même vu et je crois que c'est la raison qui pousse les gens à dire que la maladie n'existe pas, que c'est un mensonge du genre un business de l'État. Nous avons appris aussi qu'une femme serait décédée de la maladie mais sa famille dit le contraire et cela fait que les gens ne croient plus aux dires de l'État à propos de la maladie. En plus, le marché est plein de gens qui y viennent mais personne n'a jamais confirmé qu'un membre de sa famille est infecté, et n'en ont jamais entendu parler dans son entourage, raison de plus que les gens doutent de la véracité des propos du gouvernement sur la maladie. Aussi ils ont dit que des Chinois sont venus pour soigner la maladie mais n'ont même pas fait plus d'une semaine et sont répartis disant qu'il n'y a pas la maladie au Burkina Faso (Propos d'un commerçant au Grand marché de Ouagadougou du 12 juin 2025)

L'État fait du « business » sur la Covid-19 car cette maladie est « un mensonge ». Les populations ne font plus confiance aux déclarations des responsables politiques sur la Covid-19. Pour certains commerçants, il s'agit d'une exagération sur la gravité de la maladie ou des montages par les acteurs politiques avec des objectifs déguisés. Il y a un hiatus entre la communication gouvernementale et les actes des politiques et cet état de fait s'illustre à travers des actes de communication. Cela se perçoit à travers la contestation des cas de morts attribués à la Covid-19. C'est le cas du décès de la députée Marie Rose Compaoré que le Coordonnateur du CORUS attribue à la Covid 19. Cette déclaration est confirmée par le Ministre de la santé devant les élus de l'Assemblée nationale. Cependant, la famille de la défunte a manifesté son mécontentement, car elle estime que Madame Compaoré serait décédée de ses antécédents de diabète et n'a pas été testée positive à la Covid-19 ; d'où le caractère mensonger du propos du Coordonnateur du CORUS. L'époux de la défunte a réfuté les déclarations de la Ministre de la santé.

> Avec le respect que je dois à la représentante du gouvernement, je dis sur place, au moment où elle s'adressait à la représentation, au peuple burkinabè, à l'intérieur comme à l'extérieur, qu'elle était en train de mentir. Je n'ai jamais été approché, ni rencontré par un envoyé ou un technicien du ministère (propos du mari de la défunte sur la télévision privée BF1 relayés Facebook à travers le lien suivant : https://www.facebook. com/watch/?v=234826180931616, consulté le 17 août 2025.

Des médias après enquête contestent la cause du décès de la députée. Pour Yacouba Bama,

> Quand le problème de la femme s'est posé, j'ai pris le soin d'aller dans sa famille pour écouter son mari. La première information que j'ai eue avec le mari de la femme m'a bouleversé. C'est qu'après le décès de sa femme supposée morte de Covid-19, on a forcé la famille à enterrer nuitamment la femme, contrairement à leurs coutumes. (I. Ouédraogo, 2020)

Cette passe d'armes entre la famille et la structure technique chargée de la riposte contre la Covid-19 a eu des effets non seulement sur les perceptions, mais aussi sur l'attitude du gouvernement de la maladie. Elle conforte les commerçants sur le fait que cette maladie est vraiment un « coronas business ».

Ces problèmes communicationnels du gouvernement ont rendu moins crédible sa parole sur la parole. Ce manque de confiance lié aux doutes que les populations ont au fil des temps développé face aux discours du gouvernement se renforce du jour au lendemain.

> il faut dire qu'au marché de Saaba, nous n'avons pas eu de témoignage qu'il y a un cas de Covid ici. Peut-être ailleurs, il y a eu des cas. Mais je peux vous dire aussi que la maladie n'a pas existé ici. Ce n'était pas vrai. Les autorités ont voulu copier les blancs seulement (propos d'une commerçante au marché de Saaba, 05 juillet 2025)

Ce propos montre la rupture de confiance entre les gouvernants et les gouvernés dans la perception de la crise. Tout comme cette commerçante de Saaba, un autre acteur du marché de 10 Yaar émet des doutes sur l'existence de la maladie en ces termes :

> Ils nous ont montré comment ça se passe. Mais vraiment, je doute de cette maladie. Donc, il n'y a pas de vérité aujourd'hui, il n'y a pas de vérité demain. Parce que je n'ai pas vu une personne concrètement que je connais, ou bien quelqu'un qui dit qu'il connaît, mais la maladie a attrapé telle personne, je n'ai pas vu. (Propos d'un commerçant de dix Yaar, 10 juin 2025)

Les propos des acteurs des marchés de la ville de Ouagadougou sont des signes matérialisant le manque de confiance des populations sur la communication faite sur la Covid19. Cette crise de confiance est due non seulement à la communication gouvernementale, mais aussi aux actes de certains acteurs qui sont contradictoires aux mesures barrières.

En effet, 2020 était une année électorale. Pendant que les mesures sanitaires étaient toujours en vigueur, les partis politiques ne respectaient pas celles-ci et battaient campagne à visage sans cache-nez et sans distanciation physique. Aussi B. M. Daïla et M. Bagaré (2023) rappellent-ils que, les électeurs ont voté sans cache-nez dans plusieurs bureaux de vote où le dispositif sanitaire était inexistant. La gestion de la Covid-19 par le gouvernement à travers les approximations communicationnelles et les écarts entre les comportements des responsables politiques et les mesures préconisées de la lutte (Z. Soré, 2022) ont fini par irriter les commerçants et entraîner le refus des mesures sanitaires. Ces comportements ont en partie permis de rassurer les commerçants sur la non dangerosité de la Covid-19 et justifient l'invention des désignations locales sceptiques à la maladie.

Conclusion

La pandémie de la Covid-19 a mis en lumière le pouvoir performatif du langage en situation de crise. Face aux discours institutionnels, médiatiques et médicaux, s'est imposée une terminologie anxiogène qui, loin de rassurer, a installé un climat de peur et de méfiance. Au regard de ce type de discours qui afflige plutôt que de rassurer, les commerçants de la ville de Ouagadougou, acteurs de terrain qui ont ressenti les conséquences économiques et sociales des mesures sanitaires contre la Covid-19, ont développé des logiques de refus à travers des mots désignant la maladie selon leurs perceptions.

En effet, ils perçoivent les mesures sanitaires et les gestes barrières sont perçues comme déconnectées de leurs réalités du Burkinabè. La distanciation physique, les injonctions répétées des autorités politiques et sanitaires à respecter les mesures de protection, l'absence de preuves visibles de la maladie dans leur entourage, ainsi que les incohérences communicationnelles gouvernementales ont nourri et entretenu une crise de confiance profonde. Aussi cette réalité est-elle à l'origine du contre-discours porté par les commerçants qui avaient développé un certain scepticisme face à la maladie. *In fine*, le contre-discours a eu des effets sur les représentations de la maladie et a tenu les commerçants distants du respect des mesures sanitaires. Ce travail montre que le langage utilisé en temps de pandémie peut déstructurer les perceptions, modifier les comportements et entraîner le non-respect des mesures édictées.

BIBLIOGRAPHIE

AÏM Olivier et DEPOUX Anneliese, 2022, « Naissance de l'infodémiologie. Le cas de l'OMS : vers une nouvelle organisation mondiale de l'information sanitaire ? », *Questions de communication* [En ligne], 41 | 2022, mis en ligne le 01 octobre 2022, consulté le 26 octobre 2022. URL : http://journals.openedition.org/questionsdecommunication/28909; DOI : https://doi.org/10.4000/ questionsdecommunication. 28909

BAIDER Fabienne, 2021, *Les mots de la peur : Analyse du discours médiatique en temps de crise*, Rennes, Presses Universitaires de Rennes.

BILA Missida Blandine, 2022, « Du Covid-19 au vaccin anti-Covid-19 : la santé publique à l'épreuve des représentations sociales au Burkina Faso », *Science et Technique, Lettres, Sciences humaines et sociales*, Vol. 38, n° 1 –Janvier –Juin 2022, p. 131-156.

BINATÉ Issouf, GOSSELIN Louis Audet & SORÉ Zakaria, 20202, « Religiosité musulmane en temps de Covid-19 au Burkina Faso et en Côte d'Ivoire Un dialogue entre normes sanitaires et pratiques religieuses », *Cahiers d'études africaines*, p. 860-883.
BOURDIEU Pierre, 1982, *Ce que parler veut dire : L'économie des échanges linguistiques*, Paris, Fayard.
DAÏLA Béli Mathieu & BAGARÉ Marcel, 2023, « La covid 19 au Burkina : entre signe de résilience et champ lexical de la terreur dans le discours des politiques » in SANON-OUATTARA Féridjou Émilie Georgette, *Discours, littérature et éducation Dangers, défis et opportunités en temps de crise*, Sodylary, Porto-Novo, p. 45-59.
DIALLA Zoubere, 2021, « Acceptabilité sociale de la décision de fermeture des marchés à Ouagadougou pour cause de Covid-19 », *Djiboul*, N°002, Vol.3, p. 488-509.
DUCHÊNE, Alexandre & HELLER, Monica, 2007, *Discourses of Endangerment: Ideology and Interest in the Defence of Languages*, London/New York, Continuum.
FAIRCLOUGH, Norman (1995). Critical Discourse Analysis: The Critical Study of Language. London/New York : Longman.
FASSIN Didier, 2004, *La santé publique : entre savoir et pouvoir*, Paris, PUF.
FOUCAULT Michel, 1976, *Histoire de la sexualité, vol. 1 : La volonté de savoir.* Paris, Gallimard.
HALL, Edward T., 1971, *La dimension cachée*, Paris, Éditions du Seuil.
LAKOFF, George (2004). Don't Think of an Elephant! Know Your Values and Frame the Debate. White River Junction (VT), Chelsea Green Publishing.
KOLA Franck Michaël, 2020, « Covid-19 : Des commerçants s'opposent à la fermeture du marché de la Cité AN 2 », https://www.minute.bf/covid-19-des-

commercants-sopposent-a-la-fermeture-du-marche-de-la-cite-an-2/, consulté le 3 octobre 2025.
MOSCOVICI, Serge, 1976, *La psychanalyse, son image et son public*, Paris, Presses Universitaires de France.
OUÉDRAOGO Aïcha Nadège et ZONGO Tongnoma, 2022, « COVID-19 : C'est une maladie des riches au Burkina Faso » in SOUBEIGA Kamba André-Marie (Dir.), *Covid-19 et nouveaux défis pour la résilience des sociétés africaines*, Ouagadougou, Coprodif, p. 41-57.
OUÉDRAOGO Issoufou, 2020, « Gestion du Covid-19 : « Si les gens n'arrêtent pas de mentir, le pays risque de plonger dans le chaos », dixit Ladji Bama, rédacteur en chef du bimensuel Courrier confidentiel », https://lefaso.net/?page=impression&id_article=96219 consulté le 7 octobre 2025.
PARÉ Cyriaque, 2024, « Crise de la COVID-19 et crise de la communication institutionnelle au Burkina Faso », *Les Tissons*, n°0002, p. 549-573.
SEARLE John Rogers, 1969, *Speech Acts: An Essay in the Philosophy of Language*, Cambridge: Cambridge University Press.
SORÉ Zakaria, 2022, « Les étudiants de l'Université Joseph Ki-Zerbo face à la Covid-19. Entre théorie du complot, déni et distanciation vis-à-vis des mesures barrières », in CHARLIER Jean-Émile, HANE Fatoumata, GOUDIABY Jean Alain & CROCHER Sarah (dir.), *L'école africaine face à la Covid-19*, Louvain : Academia, p. 123-146.
VAN DIJK Teun A, 2008, *Discourse and Power*, Basingstoke, Palgrave Macmillan.
YAYA-BOCOUM Fadima, KADIO Kadidiatou, BILA Alice, KOUANDA Seni et DRABO Maxime, 2022, « Connaissances et perceptions de la maladie à coronavirus (COVID-19) dans la commune de Ouagadougou » *Revue*

Africaine des Sciences Sociales et de la Santé Publique, Volume 4 (2), p. 239-254.
ZONGO Bouraïman et BAZYOMO Émile Pierre, 2024, « Communication de crise au Burkina Faso : un acte de gestion du risque dans un contexte de diversité culturelle », EDUCOM, n°14, p. 165-190.
ZONGO Bouraïman, MOYENGA Paul-Marie, SORÉ Zakaria, BAGARÉ Marcel, YANOGO Isidore, NIAONÉ Moumini, BAZIÉ Boubié, ILBOUDO David, OUATTARA Fatié, YAMEOGO Lassané et BONKOUNGOU Zakalyat, 2020, « La maladie à Corona virus au Burkina Faso : Perceptions et attentes de la population », https://lefaso.net/spip.php?article96118 consulté le 17 septembre 2025.

CHAPITRE III

MÉMOIRES DE LA COVID-19 CHEZ LES ACTEURS ÉCONOMIQUES DES MARCHÉS ET YAARS DE OUAGADOUGOU

George Rouamba & Abdoulaye Sawadogo

Résumé

À partir des enquêtes ethnographiques combinant des entretiens individuels auprès des acteurs économiques des marchés et yaars et la méthode photographique, cet article se propose de saisir l'expérience de la Covid-19 telle que vécue et racontée par les acteurs des marchés et yaars. Les mesures barrières édictées par les autorités politiques et sanitaires pour lutter contre la propagation de la maladie, ont contribué à engendrer une souffrance collective et individuelle, accentuée par les promesses non tenues de l'État en matière d'aides sociales et les subventions. La fin de la pandémie a entraîné l'arrêt définitif de l'application des mesures de protection et de prévention dans les marchés et yaars de la ville de Ouagadougou, transformant les installations sanitaires en déchets biomédicaux. Aucune mesure organisationnelle n'a été également mise en place dans les marchés et yaars pour une riposte organisée en cas d'une nouvelle pandémie, posant la question de l'appropriation du « one health » dans la stratégie nationale de lutte contre les maladies émergentes.

Mots-clés : Covid-19, mesures-barrières, souffrances, marché et yaars, commerçants, Ouagadougou

Abstract:Memoirs of Covid-19 among economic actors in the markets and yaards of Ouagadougou

Based on ethnographic surveys combining individual interviews with economic actors in markets and *yaars* and the photographic method, this article aims to capture the experience of Covid-19 as lived and recounted by market and *yaars* actors. Barrier measures contributed to collective and individual suffering, exacerbated by the state's broken promises regarding social assistance and subsidies. In this climate of suspicion and mistrust between market participants and health authorities, the end of the pandemic led to a definitive end to compliance with protective and preventive measures in the markets and *yaars* of the city of Ouagadougou, transforming sanitary facilities into biomedical waste. No specific organizational measures have been put in place in markets and *yaars* for an organized response in the event of a new pandemic, raising the question of the appropriation of 'one health' in the national strategy to combat emerging diseases.

Keywords: Covid-19, barrier measures, suffering, markets and yaars, traders, Ouagadougou

INTRODUCTION

Cinq ans après la pandémie de la Covid-19, quels enseignements tirés dans les marchés et *yaars* de la ville de Ouagadougou ? Se poser cette question n'est pas anodin. Revisiter la riposte contre la Covid-19 dans les marchés et yaars est pertinente au regard du nombre important des personnes travaillant dans le secteur informel et n'ayant pas de travail fixe (F. Eboko et S. Schlimmer, 2020). En effet, la Covid est survenue brutalement et a été une menace à la survie de l'humanité entière puisqu'il n'existait aucune thérapeutique pour la guérir au début de la pandémie. Le nombre de cas contaminés et de morts avec des proportions disparates dans le monde et la vitesse de propagation de la pathologie sont sans précédent dans l'histoire des pandémies.

Le visage épidémiologique du Burkina Faso illustre la particularité de la pandémie. Le pays comptait 22 453 cas de Covid-19 dont 14 207 hommes et 8246 femmes à la date du 30 avril 2023 (Ministère de la Santé et de l'Hygiène Publique, 2023), et une séroprévalence de 90% en population générale en 2022 (Ministère de la Santé et de l'Hygiène Publique, 2022). Ouagadougou, avec une population de 2 415 266 habitants et une densité de 1 014 habitants au km^2 (INSD, 2022), cumulait 84,2 % des cas de Covid-19 (J-F. Kobiané *et al.*, 2020).

La Covid-19 a été la première pandémie géronto-dépendante connue de l'histoire des maladies transmissibles. De ce fait, les personnes âgées de plus de 60 ans furent les plus exposées et affectées. L'incidence de la Covid-19 dans cet intervalle d'âge est de 24,8% alors qu'il ne présente que 3,4% de la population totale avec une séroprévalence qui était estimée à 97,0%. Les moins de 30 ans qui représentent 70% de la population totale ont un taux d'incidence de 13,2%. Par ailleurs, 70% des décès imputables à la Covid-19 ont été observés chez les personnes de 60 ans et plus (Ministère de la Santé, 2020).

Au-delà des statistiques qui renvoient aux enjeux biologiques, épidémiologiques ou de santé publique, la pandémie a bouleversé les rapports sociaux. L'ensemble de la vie en société, de l'intime au politique, a connu un ébranlement inédit au point que la pandémie a été qualifiée de fait global, universel et total (A. Chopard-dit-Jean, J-P. Virot-Durandal et K. Saadaoui, 2023).

Si cette situation a été abondamment documentée dans les sciences médicales, les sciences humaines et sociales (SHS) ont été mobilisées à l'échelle internationale et nationale pour tenter de porter un éclairage sur cet épisode particulier de l'histoire de l'humanité. Les contributions les plus significatives ont porté sur l'analyse des discours sociaux sur la covid-19 (A. Palé, 2019), sur les effets des mesures de barrières sur la situation économique des ménages (T. A. Tapsoba et M-M. Meda, 2023), sur les conduites sociales des acteurs du secteur informel face à la pandémie (G. Rouamba *et* al, 2022), l'impact de la Covid-19 sur la continuité de l'école (Z. Soré, 2022), sur les pratiques religieuses (I. Binaté, A. Gosselin, et Z. Soré, 2022), sur l'approche « One Health » à l'épreuve de la pandémie à coronavirus (A. Sawadogo et N. Sawadogo, 2024) et sur les modalités de protection contre la Covid-19 dans les habitats collectifs (G. Rouamba, 2025). Une autre contribution analysait l'acceptabilité sociale de la décision de fermeture des marchés dans la ville de Ouagadougou (Z. Dialla, 2021).

Ces travaux ont permis de comprendre et d'analyser certains aspects de la pandémie « *sur le vif* » lors de la crise sanitaire. En dépit de leur pertinence, la question de la mémoire de la Covid-19, telle que vécue et racontée autour des mesures barrières, de la production et de la gestion des déchets liés à la maladie a été très peu documentée. Étant donné que les marchés et *yaars* étaient considérés comme les *clusters* de la pandémie, plusieurs actions spécifiques ont été mises en place dans le cadre de la riposte contre la pandémie. Pendant plus de trois mois, ces espaces ont été fermés. Pour rompre la chaîne de la transmission, l'ouverture a été conditionnée par la mise en place de dispositifs de lave-mains, de consignes de respect de la « distanciation sociale » et le port de cache-nez.

Au Burkina Faso, la déclaration officielle de la fin de la pandémie est survenue le 7 juin 2023. Cinq ans après le début de la pandémie, de quoi se souviennent les commerçants sur la Covid-19 et que reste-t-il des dispositifs mis en place pour lutter contre la pathologie ? Sont-ils devenus des déchets des activités de soins ? Pourtant, une production importante de déchets médicaux a été constatée au regard du nombre des usagers des marchés. Aussi la gestion durable de ces déchets est devenue un enjeu de santé publique.

L'objectif de cet article est de saisir les expériences mémorielles de la Covid-19 des acteurs économiques dans les marchés et yaars de Ouagadougou sn s'appuyant sur la théorie de la société de consommation (J. Baudrillard, 1970) et celle des « non-lieux » (M. Augé, 1992).

La combinaison des choix théoriques permet de cerner un point aveugle de la complexité de la gestion de la pandémie de la Covid-19 : la consommation des biens et services dans des milieux spécifiques, fabriquant ainsi des espaces singuliers et la production de nouveaux objets qui deviennent les déchets.

Le choix méthodologique opté dans cette perspective accorde une place importante à la photographie, faisant référence à la sociologie visuelle longtemps reconnue et stabilisée dans les pays anglo-saxons (P-M. Chauvin et F. Reix, 2015), ou encore qualifiée de « Sensory

Ethnography » par S. Pink (2009). En plus de la photographie comme technique de collecte de données, les entretiens qualitatifs et de l'observation directe ont été réalisés dans les marchés et yaars de la ville de Ouagadougou.

Le document est structuré en trois parties. Après avoir décrit l'approche théorique et méthodologique, la présentation des résultats sera suivie d'une discussion socio-anthropologique autour de la géopolitique de la Covid-19, de la stratégie du « one health » au Burkina Faso et de la capacité de riposte à une nouvelle pandémie.

1. APPROCHE THÉORIQUE ET MÉTHODOLOGIQUE

1.1. Posture théorique

L'analyse des politiques et stratégies de gestion des déchets Covid-19 et post-Covid-19 produits dans les marchés et yaars de la ville Ouagadougou prend son fondement théorique sur deux théories qui sont : la théorie de la société de consommation (J. Baudrillard, 1970) et la théorie des « non-lieux » (M. Augé, 1992). Le choix théorique s'explique par la complexité de la problématique qui met en lumière l'imbrication des champs et le paradoxe autour de l'agir, des logiques et la position des acteurs. À cet effet, la première théorie sert à mettre en exergue les formes et modes de consommation entrant dans le cadre des stratégies politico-sanitaires pour faire face à la pandémie.

Pour ce faire, la théorie de la société de consommation de J. Baudrillard (1970) considère la communication comme un mode actif de relation mais en interconnexion aux objets, la collectivité et même le monde. Ainsi, on assiste à ce que l'on pourrait qualifier de la « consommation par mimétisme » des mesures et pratiques venant d'ailleurs. Ce qui fait de la Covid-19, une maladie qui permet de comprendre la société dans ses différents compartiments, rappelant son caractère totalisant, lieu de conjugaison d'intérêts différentiels et de perceptions variables (A. Palé, 2020, p. 573). Avec la pandémie à Coronavirus, le monde assiste à une production des déchets avec l'utilisation des masques, des gants et autres équipements de protection. Un constat qui peut être cerné comme une « surproduction » et une « surconsommation » dans un contexte où les infrastructures de collecte de déchets sont désuètes et les unités chargées de les évacuer sont amorphes.

La seconde théorie, celle des « non-lieux » de M. Augé (1992) servira à analyser la diversité des contextes et des espaces de vie dans le contexte de la pandémie de la Covid-19 qui a provoqué une « surconsommation » se traduisant par une « surproduction » des déchets dans les espaces publics. À la différence de M. Augé (1992), la théorie des « non-lieux » dans l'analyse des déchets pendant et post Covid-19 dans les marchés et yaars est introduite pour mettre en exergue un autre regard qui est la « contractualité solitaire » (M. Augé, 1992, p. 119) créée, mais « une contractualité collective » de la marginalisation des textes et des lois édictées par l'État, se traduisant par la banalisation des mesures barrières et les déchets à travers les actes des commerçants. Cette situation est consolidée par le mimétisme confus dans la gestion du mal qui s'est traduite par « l'application par simple singerie ou perroqueterie à travers la répétition, la duplication irréfléchie d'un certain nombre de faits, d'actes, de décisions » (A. Palé, 2020, p. 565). De ce fait, l'analyse de la problématique à travers cette théorie nous permet de qualifier les marchés et yaars de Ouagadougou comme des espaces de « non lieux ».

1.2. Approche méthodologique

Les données dans le cadre de cette recherche ont été collectées dans six (06) marchés et yaars de la ville de Ouagadougou, à savoir : Rood-Woko (grand marché de Ouagadougou) ; Sankar-Yaar ; 10 yaars, Zabr Daaga, le marché de Goughin et le marché de Saaba. Axé sur l'approche qualitative, le choix méthodologique accorde une place centrale à la sociologie visuelle à travers l'utilisation et l'analyse des données imagées fortement ancrées dans la sociologie anglo-saxons (P-M. Chauvin et F. Reix, 2015).

Avec cette approche, les photographies faites par le chercheur font de celui-ci un producteur d'images permettant d'enregistrer et d'analyser des données du terrain (S. Maresca et M. Meyer, 2013). L'usage de la photographie dans les enquêtes sociales a une longue histoire à travers les travaux pionniers des anthropologues comme de B. Malinowski et G. Bateson et M. Mead. Le premier considère la photographie exclusivement comme une matière à témoignage, tandis que les seconds l'utilisent comme un véritable matériau de recherche à part entière. Ainsi, la date et l'heure de chaque prise de vue ont été soigneusement notées afin de correspondre aux notes de terrain.

L'utilisation de la photographie suscite des débats autour de la subjectivité et de l'objectivité scientifique. Pour certains auteurs, la photographie exprime la subjectivité du chercheur (L-Q. Camilo, 2023). L'argument principal du penchant subjectif de la photographie est que l'image caractérise le photographe et traduit son intentionnalité. Dans ce cas, le chercheur-photographe se focalise sur les photos qui lui sont significatives et qui lui permettent de mieux expliquer son appréhension sur la réalité qu'il étudie. En conséquence, les outils visuels n'offrent que des fragments et des témoignages de la réalité ; ce faisant, « la représentation de la réalité à travers les images est toujours subjective » (F. La Rocca, 2007, p. 35).

Afin de dépasser cette dimension subjective, il convient de considérer la photographie non seulement comme un modèle d'expression et de démonstration mais également comme un outil d'analyse autour de « la description, la recherche des contextes, l'interprétation » (C. Allamel-Raffin, 2023, p. 12). Toutefois, la prise de photos devrait être complétée par d'autres techniques de collecte d'information comme les entretiens, l'observation, les récits de vie, les journaux de bord. Ces techniques permettent de générer des perspectives différentes par rapport à la question de recherche » (D. Dion et R. Ladweim, 2014).

En plus de la photographie comme technique de collecte, les entretiens semi-directifs ont été réalisés auprès des informateurs clés des commerçants, les personnels de gestion des marchés et yaars, des structures associatives et les autorités municipales (tableau n°1) à travers une démarche qualitative qui a mobilisé une approche inductive. En début d'enquête, les hypothèses théoriques n'ont pas été formulées car l'enquête sur le terrain souhaite faire des découvertes et non tester d'emblée nos hypothèses théoriques. À ce titre, en plus des théories de la consommation des sociétés et des « non-lieux », le travail d'enracinement des analyses dans les données empiriques se rapproche alors de la « théorie ancrée » (A. Caillé, 2011). Le tableau ci-dessous donne les caractéristiques socio-démographiques des enquêtés.

Tableau n°1 : Profil des enquêtés durant l'enquête qualitative

Statut	Nombre
Commerçant.e.s	6
Membres des structures associatives	9
Responsables de la brigade verte (chargé de la propriété des marchés)	1
Responsables de l'assainissement et hygiène	2
Responsables de la sécurité	1
Gestionnaires des marchés et yaars	2
Total	**21**

Les entretiens individuels au nombre de vingt et un ont été enregistrés avec des dictaphones numériques. Chaque entretien a été retranscrit afin de faire apparaître dans le texte les éléments liés aux contextes de locution. Afin de combler les limites des deux techniques de collecte, l'observation comme mode d'investigation directe a été utilisée. Ainsi les amas des déchets, les objets abandonnés et les alentours des marchés ont été observés. L'observation comme technique de recherche est défendue par P. Paillé et A. Mucchielli (2012), car elle permet de focaliser le regard du chercheur sur les phénomènes et non sur les perceptions et sur les représentations faites par les enquêtés. Ainsi, elle permet d'observer un individu ou un groupe d'individus en pleine action dans son milieu de vie (F. Dépelteau, 2000). En somme, les données ont été traitées manuellement et l'analyse a été effectuée en fonction des différentes thématiques ci-dessous abordées.

2. RÉSULTATS

2.1. Chronique d'une souffrance collective et individuelle

Le 9 mars 2020, le Burkina Faso découvre les premiers cas positifs de Covid-19. Il s'agit d'un couple de pasteurs évangélistes, revenant d'une campagne d'évangélisation en France. Les mesures de prévention issues des orientations de l'organisation mondiale de la santé sont mises en application à travers une combinaison d'un large éventail de mesures : le couvre-feu, les fermetures des lieux publiques, la mise en quarantaines de villes et l'interdiction du transport urbain/semi-urbain, le port du masque et la promotion de l'hygiène des mains. En effet, la fermeture des écoles et marchés, l'instauration d'un couvre-feu national, les fermetures des frontières, ont constitué l'ossature initiale.

Ces mesures ont eu un impact sur la vie individuelle et collective. Elles ont généré une souffrance dans plusieurs domaines de la vie. Les témoignages actuels des commerçants sont encore vivaces.

> Nous avons souffert. Si on dit souffrance, les commerçants ont vu la souffrance. On a souffert jusqu'à ce qu'ils sont allés ouvrir le marché. Parce que, ils ont ouvert premièrement Rood-wooko, avant d'ouvrir les autres. Voilà, il n'y a pas ce commerçant qui peut venir dire qu'il n'a pas souffert pendant la covid. Même pour prendre un véhicule et venir acheter les marchandises, vous êtes assis seul, seul. Il n'y a pas ce lieu où tu peux aller sans qu'on ne te demande de laver ta main avant de rentrer, et porter un cache nez avant de rentrer. On ne peut même plus se rapprocher. Jusqu'à, ils ont fait

comme ça, jusqu'à ce que ça finisse (responsable d'une association, Rood Wooko, juin 2025).

Ce responsable d'une association du grand marché de Ouagadougou (Rood Wooko) revient sur les contraintes associées à l'adaptation des nouvelles manières de vivre le quotidien lors de la pandémie. En plus, son récit relate les incidences des mesures sur le secteur d'activité, notamment de l'informel où de nombreux commerçants vivent des recettes quotidiennes. Le processus d'adaptation s'est accompagné des moments de solitude et d'isolement, mal vécus par les commerçants, car les mesures adoptées contrastaient avec leur mode de vie quotidien et les exigences de leur profession. Une autre commerçante ajoute :

> Ce n'était pas facile pour moi. Surtout, je suis au marché, je vendais pour m'occuper de mes enfants. Quand le coronavirus est venu, j'étais à la maison. Vraiment c'était difficile pour moi. Ce sont mes parents qui m'ont aidé un peu. Puisqu'en son temps je vendais de l'eau. Lorsque je vendais, je prenais de l'argent pour mes dépenses quotidiennes. Quand la maladie est arrivée, j'étais à la maison et je dormais. Tu vas te lever et c'est la famille qui est là. Donc c'était difficile pour moi (Vendeuse de l'eau, 10 yaar, juin 2025).

Cette vendeuse rappelle que la Covid-19 fut une période difficile sur le plan financier à cause de l'inactivité liée à la fermeture des marchés. Ce discours de la femme révèle que l'arrêt des activités du secteur informel ont contribué à accroitre les vulnérabilités de certaines catégories de personnes. Ces souffrances ont été endurcies par l'invisibilité de la pandémie. Un responsable de marché déclare :

Quand nous regardons comment on expliquait, comment se transmet la maladie, et quand le problème a commencé jusqu'à ce jour, je n'ai pas encore entendu, mais je n'ai pas vu de mes yeux que quelqu'un a souffert de la maladie au coronavirus. La personne est venue me voir et dire que j'ai vu que c'est vrai. Donc, c'est ça qui nous a beaucoup fait mal. Voilà. Depuis que la maladie a commencé jusqu'à ce jour, je n'ai pas encore vu une personne, si ce n'est pas à travers les télés et les médias qui parlent, je n'ai pas vu une personne normale qui dit qu'elle a souffert de la maladie. Je n'ai pas encore vu. Que à Rood Woko, la maladie a attrapé une Adja, dans le 10 yaars ça fait comme ça et on ne peut même pas voir la personne que la maladie a attrapée là. Ils ont dit que la maladie est partie. Mais ce qui nous a beaucoup fait plus mal, nous n'avons pas vu quelqu'un qui est tombé de la maladie. Concrètement, que la personne a souffert de la maladie et qu'on l'a pris pour aller enfermer. Que telle personne souffre de la maladie, nous n'avons vu personne souffrir de cette maladie. Ce que nous savons dans ce marché, et ils ont dit que c'est le coronavirus qui a attrapé une personne ici (responsable d'une association, Rood Wooko, juin 2025).

Cette souffrance résulte de l'écart entre la crise relatée par les institutions et celle vécue au quotidien par les populations du secteur informel. Au niveau institutionnel, la crise sanitaire a été fabriquée à partir des discours normatifs de la santé globale avec ses pratiques et ses répertoires d'action dans lesquels, la crise est construite à partir des données épidémiologiques.

C'est ainsi qu'au sommet de l'État, la menace est prise au sérieux du fait de l'abondance de l'information venue du Nord et des prévisions alarmistes de l'organisation mondiale de la santé pour l'Afrique. De ce fait, la lutte contre la pandémie prend un visage militaire avec la nomination d'un officier de l'armée dans la coordination. L'option de lier les actions de santé publique à la sécurité nationale justifie les réquisitions administratives.

Le Centre Hospitalier Universitaire de Tengandogo d'une capacité de 500 lits est réquisitionné pour les hospitalisations des malades. Plusieurs catégories de personnels de santé sont également réquisitionnées pour pallier le manque du personnel formé. Cette militarisation de la riposte se traduit sur le terrain par des violences policières lors des contrôles nocturnes du respect du couvre-feu.

Lors de son adresse à la nation du 20 mars 2020, le Président de la république va exhorter la communauté scientifique à s'investir pour trouver des solutions endogènes à cette nouvelle pandémie. Dans la foulée, il annonce la constitution d'un budget d'un milliard de Francs CFA pour accompagner les prises de décisions fondées sur des données probantes. Toutes les disciplines scientifiques sont mobilisées. La recherche et l'innovation ont connu un regain d'activité, destiné à éclairer les décisions et les pratiques, mais non dénué de controverses éthiques[2]. Cette effervescence au sommet de l'État contraste avec une certaine accalmie chez les acteurs économiques des marchés et yaars. Pendant que les bilans hebdomadaires du

---

[2] La ruée vers la recherche et l'innovation scientifique vont soulever des problèmes éthiques dont le plus emblématique est l'essai clinique « Apivirine ». Ce médicament traditionnel amélioré n'a pas été enregistré au Burkina Faso ; par conséquent, il ne devrait pas être pouvoir utiliser pour des soins à des malades dans un hôpital. L'ordre des médecins du Burkina Faso découvre son usage dans un centre hospitalier universitaire et pose une plainte contre l'équipe de recherche au motif de pratique de recherche non éthique. La polémique a été entretenue pendant quelques temps avant de s'estomper

secrétariat du gouvernement et des bulletins d'information du Centre des Opérations de Réponses aux Urgences Sanitaires (CORUS) font le récit de la dynamique de l'évolution de la pandémie, dans les marchés et yaars, les acteurs n'ont aucune expérience de la maladie. L'invisibilité de la pandémie paraït totale au regard des expériences sociales d'autres maladies infectieuses comme le Sida et l'hépatite. C'est dans ce sens qu'une femme déclare ceci :

> j'ai entendu dire que la maladie a contaminé un pasteur et sa femme. Mais je ne l'ai pas vu. C'est ce que j'entends là seulement. Mais comme ils ont dit qu'elle existe et qu'elle tue les gens là, tu ne peux pas dire qu'elle n'existe pas. C'est différent d'autres maladies comme l'hépatite, le SIDA, etc. Pour le SIDA, moi-même dans ma propre cour, je vis avec des gens qui ont le SIDA. Même le grand frère de mon mari, c'est moi-même qui faisait la cuisine pour lui. Parce qu'en son temps les gens ne maîtrisaient pas les produits-là. Ils ne les prenaient pas. Il [frère de son mari] souffrait trop. Il avait une plaie, et c'est moi-même, son petit frère m'avait dit de nettoyer et faire tout. Tout ça, c'est parce que mon papa était toujours en vie, et je prenais des conseils auprès de lui. C'était un médecin mais il était dans la santé animale. C'est presque pareil quoi. L'animal et l'homme bon, c'est comme ça (Commerçante, Saaba, juillet 2025).

La comparaison entre la Covid-19 et les maladies contagieuses comme le VIH/SIDA et l'hépatite vient renforcer le scepticisme de cette commerçante du marché de Saaba. Le discours de la femme questionne les priorités d'intervention en puisant les éléments de son argumentation dans l'histoire des pandémies dans le pays. Ainsi, le récit sur la prise en charge du grand frère de son mari du VIH/Sida rappelle la construction différenciée d'une crise sanitaire entre le global et le local dans la gestion des crises internationales.

Ces moments de tension entre les directives internationales et les réalités du terrain sont propices à la désinformation, source de peurs et de psychoses. Un agent de sécurité d'un marché raconte ce qu'il a vécu :

> Une maladie comme celle-là, premièrement, il y a la psychose. Une fois que vous apprenez qu'il y a un mal qui est en chacun, il y a la peur qui s'installe dans les esprits des gens. Chacun se cherche et chacun se méfie pour ne pas être contaminé. Donc, dès qu'on peut donner un nom à cette maladie, bon, je ne saurais le dire, ce que moi je sais, c'est qu'on était dans une épidémie. Voilà, c'était une épidémie qui ravage, le contact même, entre vous-là même, est la voix la plus privilégiée pour contacter la maladie (membre de la sécurité, juin 2025).

Cette méfiance généralisée a été alimentée tout au long de la pandémie par les fausses nouvelles sur le virus sans aucune preuve scientifique légitime. Lorsqu'elles sont partagées, les fausses informations peuvent entraîner de fausses accusations et des rumeurs potentiellement dommageables. Par exemple, l'information selon laquelle la fabrication du vaccin contre la Covid-19 a été financée par Bill Gates et que celui-ci contiendrait une puce permettant de suivre ceux qui sont vaccinés ou qui entraînerait une mort programmée dans quelques années à jouer sur le rapport des populations à la maladie.

En réponse aux impacts de la crise sanitaire, des mesures d'atténuation des impacts de la crise sur le quotidien des citoyens et particulièrement les plus vulnérables, l'État a mis en place des stratégies d'aides sociales et de subventions qui ont aussi connu de nombreux dysfonctionnements.

2.2. Les promesses non tenues de l'État en matière d'aides sociales et subventions

L'État réactive une politique de solidarité en insistant sur l'importance de l'engagement et la responsabilité individuelle et collective. Cette éthique de la responsabilité suppose que chaque citoyen dans la nation doive assumer ses devoirs personnels ou collectifs. La solidarité acquiert un statut politique à travers les mises en scène des initiatives de solidarités, qui sont fortement médiatisées avec la présence des personnalités politiques et des hauts dignitaires des autorités coutumières et religieuses. Un « *Coronathon* », initiative populaire et citoyenne de collecte de fonds, a été organisé sous l'impulsion du président de l'Assemblée nationale au cours d'une grande soirée télévisée. Relayée massivement sur les réseaux sociaux qui ont touché environ deux millions de personnes, l'opération a permis de récolter près de 450 millions de francs CFA.

Afin d'apaiser la souffrance des populations démunies, une politique de subventions et aides sociales aux personnes vulnérables est lancée. Avec la Covid-19, l'on assiste à une réactivation du concept de « vulnérable » avec un contour plus flou. Ainsi la vulnérabilité a acquis un statut politique parce qu'elle permet de sélectionner les populations légitimes aux soins et aux aides matérielles. À cet effet, plusieurs catégories de personnes ont été identifiées comme des personnes vulnérables. D'abord, les travailleurs du secteur informel à savoir les commerçants, les gérants de maquis et bars qui ont vu leurs activités interrompues dans le cadre des mesures de protection contre la Covid-19 ont été déclarés vulnérables. Ensuite, les acteurs culturels ont reçu également des subventions à cause de l'arrêt des activités culturelles. Les ménages ont bénéficié d'une exonération sur les consommations d'eau pour un trimestre. Paradoxalement, les mesures sociales du gouvernement pour atténuer l'impact de la Covid-19 sur les ménages pauvres semblent avoir été inefficaces. Les témoignages de commerçants permettent de voir que les promesses annoncées à la fermeture des marchés et yaars n'ont pas été tenues :

> l'État n'a pas accompagné un commerçant ici. Je pense que c'est une tonne et demie de riz qu'il a amené des données aux commerçants. Je ne sais pas. C'est une tonne et demie. Ça a même été des bagarres. Ensuite, moi-même, j'ai proposé, je dis bon, comme il y a des déplacés internes, on va prendre le riz, aller leur donner. Ensuite, après ça, ils ont dit que l'État a mis en place des fonds pour accompagner les commerçants. Par exemple, quand les marchés sont fermés, les gens sont en chute. Il y a des gens qui étaient en chute jusqu'à ce jour. Ils ont dit de venir nous inscrire, pour bénéficier de l'accompagnement. Nous sommes allés nous inscrire, mais nous n'avons rien eu. Ça vaut six et quelques personnes qui ont dit de venir s'inscrire. Quand nous nous sommes inscrits jusqu'à ce jour, il n'y a pas eu de suite. Jusqu'à ce jour, ils n'ont pas dit que les dossiers sont passés par où, l'argent est venu et que c'est les gens qui ont pris bouffer. Nous n'avons rien eu. Donc, ça n'a pas été du tout facile (responsable d'une association, Juin, 2025).

Dans la pratique, la mise en œuvre de cette politique a rencontré plusieurs contraintes et difficultés qui ont donné lieu à des protestations publiques. La ruée vers les fontaines d'eau publiques des femmes des quartiers spontanés reste vivante dans la mémoire collective. Cette situation a engendré chez les citoyens des soupçons de corruption des élites. La publication du budget de riposte contre la Covid-19 a rapidement alimenté, au sein de certaines associations et chez des citoyens urbains, la perception que la pandémie servait de prétexte à l'enrichissement des élites politiques. En effet, le plan de riposte aux objectifs précis (surveillance points d'entrée, suivi des contacts, prévention et contrôle de l'infection, communication, recherche, coordination) avec un budget de 157,86 milliards FCFA - environ 240,6 millions d'euros a été adopté par le conseil de ministre. L'opposition a dénoncé des dépenses jugées indirectement liées à la santé, et le terme de « *CORONA-Business* » a émergé dans la presse et dans les discours populaires. À la date du 31 mai 2020, soit un peu plus de deux mois après le premier cas, plus de vingt-trois milliards ont déjà été dépensés par le gouvernement (Assemblée Nationale, 2020).

La mémoire de la pandémie telle que relatée par les acteurs des marchés et yaars montrent la réalité de la crise sanitaire. Personne ne peut nier que le Burkina Faso a connu une crise sanitaire en 2020. Les récits de la crise dans les médias, dans la science avec ses controverses, dans la politique, dans l'espace public avec les contestations sur les mesures de protection, les hésitations et la réticence au vaccin contre la Covid-19 participent de la définition d'une crise sanitaire. La souffrance collective et individuelle a été présente dans le quotidien des commerçants. Mais que sont devenus les dispositifs de lutte contre la Covid-19 au niveau des marchés et yaars ?

2.3. Fin de la pandémie et fin des mesures de protection

La fin de l'épidémie a entraîné la fin du respect des mesures de protection et de prévention dans les marchés et yaars. Les dispositifs de lave-mains ont été abandonnés.

> Il n'y en a plus. Il y avait un ici, mais ça n'existe plus. Parce que les dispositifs de lave main, on n'a pas mis. Qu'est-ce que je vais dire. Parce qu'il n'y a jamais eu l'eau. Avant, on venait avec de l'eau, on venait déposer une barrique, pour les remplir d'eau. C'est ce que les gens utilisaient pour laver leurs mains. Sinon, au moment où on venait installer la chose là, je n'ai pas vu l'eau. Ils n'ont même pas fini de l'installer. Ils ont installé les tuyaux et tout, mais l'eau n'est jamais arrivée. Ils ont mis les tuyaux en tout cas, mais l'eau n'est jamais arrivée. C'était juste arrêté pour la forme. Il n'y avait pas d'eau. Ils ont tout fait, mais il n'y a jamais eu l'eau. Donc, quand le dispositif était installé là même, ça nous fatiguait. C'est à cause de ça qu'ils sont venus l'enlever. C'était installé ici, tu vois la terrasse là non (Commerçante, 10 Yaar, juin 2025).

Une autre commerçante ajoute :

> Certains étaient là, mais je ne sais plus où s'est parti. On ne les utilise plus. Parce que les rumeurs de la maladie ont disparu. Donc on va faire quoi avec. Que chacun soit propre chez lui d'abord (Commerçante, Zaabr Daaga, juin 2025)

Il ressort des extraits des personnes enquêtées, une appréciation mitigée sur l'efficacité de certaines installations dans la propagation du virus. Celles-ci n'ont jamais été fonctionnelles dès leur installation. Aussi sont-ils devenus des nouveaux déchets qui jonchent les abords des marchés. Les images ci-dessous en sont une illustration.

Image 1. Dispositif de lava mains au 10 Yaar

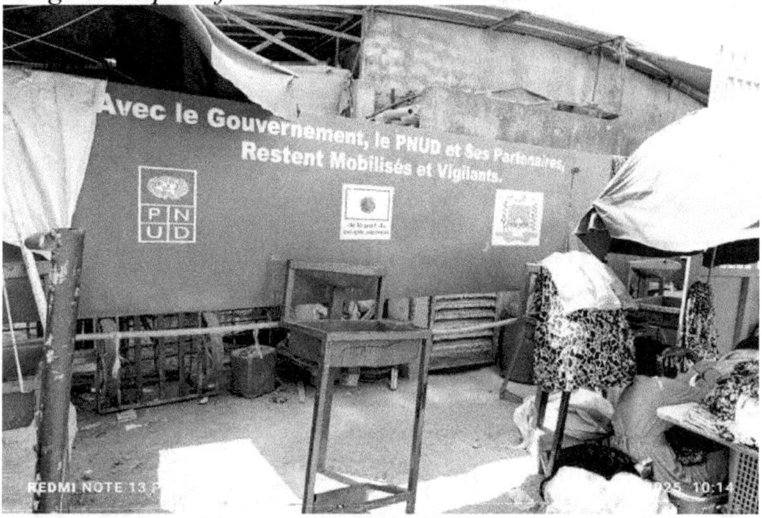
Avec le Gouvernement, le PNUD et Ses Partenaires,
Restent Mobilisés et Vigilants.
PNUD

Source : Photo terrain, juin 2025

Si dans certains lieux, les dispositifs de lave-mains ont été utilisés à d'autres finalités, dans d'autres endroits ils ont été enlevés. Cette situation renforce le sentiment de susceptibilité autour de cette pandémie dont l'existence est à la fois « reconnue », « méconnue » et « contestée ». À l'absence de dispositifs de lave-mains, l'application de l'hygiène des mains a été abandonnée également. Lisons le témoignage de cette femme :

> À ce niveau, on ne fait plus comme avant-là. Avant, pour rentrer dans le marché, tu devais laver ta main avec du savon avant d'y avoir accès. Mais il n'y a plus ça, ça veut dire que la maladie n'est plus. Même ce qu'on avait mis ici là, ils ont enlevé. Il y'a des poubelles. Quand nous finissons de balayer

> nous partons mettre là-bas. Devant chaque porte, il y en a (commerçante, Rood Wooko, 2025).

Toutefois, les marchés et yaars semblent s'être dotés d'un système d'hygiène et d'assainissement. L'inefficacité de ce système au regard du nombre de personnel et des moyens dont ils disposent à finir par rendre obsolètes les équipements installés dans les marchés et yaars de la ville de Ouagadougou, rendant ainsi ces dispositifs en des bacs à ordures.

2.4. Des dispositifs de lave-mains aux bacs à ordures dans les marchés et yaars

Les marchés et yaars de la ville de Ouagadougou sont sous la responsabilité des mairies d'arrondissements et de la commune de Ouagadougou. De ce fait, l'aménagement et l'assainissement relèvent du ressort des autorités communales. Ainsi, dans les différents marchés et yaars de la ville, des dispositifs existent afin d'assurer le ramassage des ordures. Mais, au regard du nombre important des usagers et des habitudes de la population qui contrastent avec les équipements insuffisants dans les lieux publics, les marchés et yaars se trouvent être des lieux de forte production déchets.

Interrogés sur l'existence de dispositifs destinés aux ordures, les personnes interrogées affirment dans leur grande majorité l'existence des poubelles installées par les municipalités. Les propos de cette personne en sont une illustration :

> Il y a des poubelles. À chaque fois qu'on balaye, on part déverser là-bas. Il y a les camions qui viennent vider. Donc, on ne souffre pas à ce niveau. Ce n'est pas la Covid qui est venu nous apprendre comment entretenir nos marchés, c'est ce qu'il faut

savoir. Même avant, le marché de Gounghin était toujours propre. (Responsable marché de Gounghin, mai 2025).

Les constats dans les différents marchés et yaars révèlent deux problèmes fondamentaux dans le système de ramassage des ordures. D'abord un nombre insuffisant des poubelles dédiées aux ordures, d'où les débordements des ordures aux alentours des marchés (cf. images). Ensuite, le rythme irrégulier du ramassage des ordures par les services en charge de la gestion des ordures contribue à augmenter l'amassement des déchets.

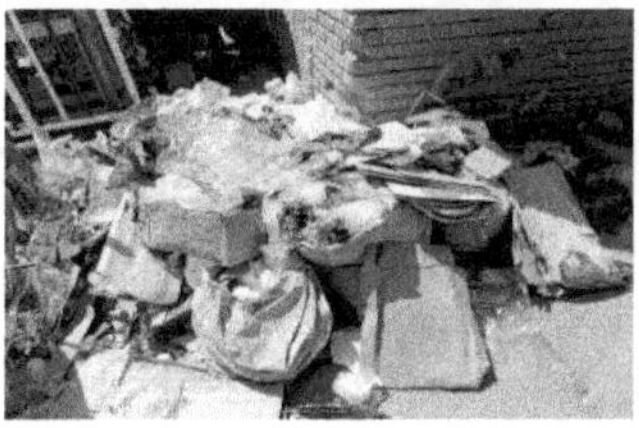

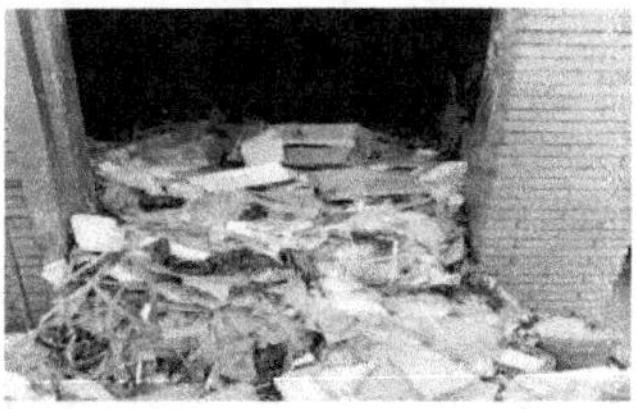

Au regard de l'insuffisance des dispositifs de ramassage des ordures dans les marchés et yaars, les résultats de cette étude révèlent un enjeu nouveau après la déclaration de la fin de la pandémie : l'usage nouveau des dispositifs de lave-mains qui dans de nombreux endroits se sont transformés en des poubelles (cf.images).

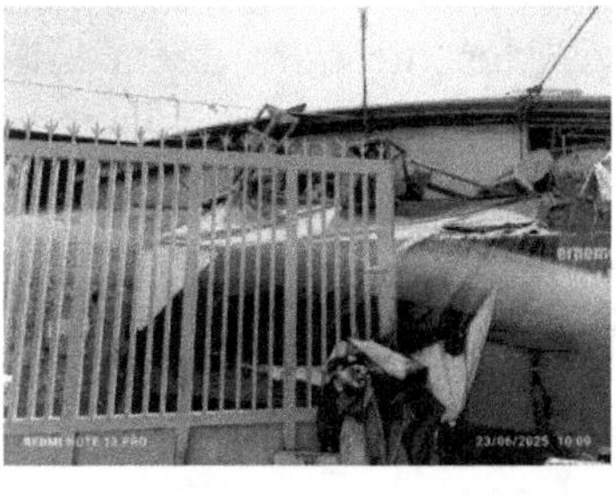

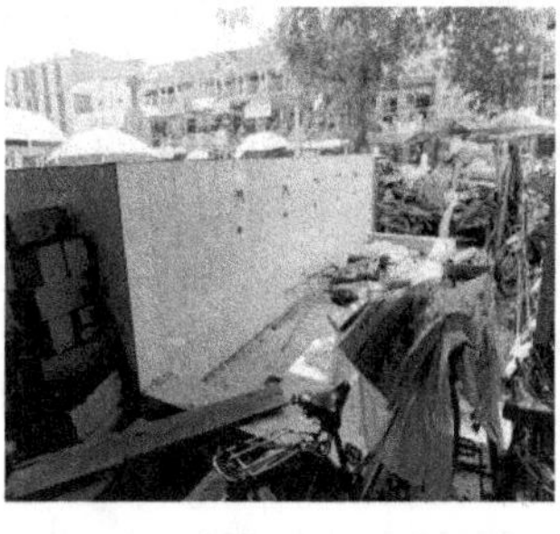

La Covid-19 apparaît un baromètre de la mise en œuvre de la stratégie du « one health » au Burkina Faso. Une interrogation sur la capacité de riposte à une nouvelle pandémie va terminer la partie discussion.

3. DISCUSSIONS

3.1. Une économie morale de la révolte des commerçants contre les mesures barrières

Sans revenir sur l'origine de ce concept, l'économie morale suppose de prendre en compte le sens du juste et de l'injuste au fondement des protestations publiques ou les formes de résistance plus silencieuses. Ce faisant, le concept permet de penser le rôle de l'État non pas sa version répressive mais dans sa fonction de pourvoyeuse de ressources (J. Sémiant, 2010) ; ce faisant, le concept amène à prendre en compte les « valeurs, des normes et des obligations dans l'espace social » (D. Fassin, 2009, p. 156) face à la souffrance des individus

La pandémie a été un moment de souffrance individuelle et collective pour les acteurs économiques des marchés et yaars à cause des mesures de protection prises par le gouvernement. La Covid-19 est décrite comme des temps difficiles du roman de Dickens, commenté par Guillaume le Blanc. L'auteur reprenant en son compte le récit du romancier décrit la vie des ouvriers de la ville-charbon de *Coketown* dans l'Angleterre victorienne comme une « vie-limite » (G. Le Blanc, 2022, p. 23). Cette « vie-limite » est faite de deux moments charnières que l'on retrouve dans les récits des acteurs économiques de marchés et yaars.

D'abord, une période de « non temps d'une vie où il ne se passe rien » (G. Le Blanc, 2022, p. 23) qui s'écoule de 9 mars à mai 2020. La vie de débrouille qui constitue leur style de vie a été détruite. La paupérisation continue de les transformer en « des êtres-sans travail », « affamés » et « tout entier à la honte d'être sans travail » (Le Blanc, 2022, p. 27). Cette catégorie de la population a le sentiment d'avoir été oubliée par l'État : il s'agit des « petits gens » qui grouillent aux alentours des marchés, à la recherche de leurs pitances journalières.

Enfin, la période « où il n'y a rien à attendre » car les promesses de l'État n'ont pas été tenues. Pour les jeunes commerçants désœuvrés, leurs conditions d'existence sont jugées indignes. Perçue comme une violence économique de la part de l'État, les révoltes pour la dignité commencèrent vers la fin du mois de mai 2020. Leurs révoltes contre les mesures barrières ont été une grille de lecture de la pauvreté, de la fracture sociale entre les « riches » et les « pauvres ». Par ailleurs, l'on se souvient que les riches étaient pour certains soignés dans une clinique privée alors que les pauvres étaient pris en charge dans l'hôpital public. Cette situation traduit que « toutes les vies ne sont pas traitées de la même façon et ces différences de traitements traduisent des différences dans la valeur qui l'accorde (D. Fassin, 2018, p. 147). Ce faisant, un lien inextricable existe entre l'économie morale de la protestation contre les mesures barrières et une politique de vies humaines. Les révoltes pour l'ouverture des marchés et yaars relèvent de cette possibilité de revendiquer une vie digne et autonome (D. Fassin, 2018). Dans ce sens, les politiques de riposte contre les pandémies devraient être liées aux éthiques de la vie.

3.2. La gestion des déchets de la Covid-19 à l'épreuve du « one health »

La gestion des déchets liés aux dispositifs de lave-mains montre qu'il n'y a pas une appropriation institutionnelle et communautaire de l'approche « on health » dans les marchés et yaars. Pourtant, le 19 novembre 2019, le Burkina Faso signait un décret[3] portant création, attribution, organisation et fonctionnement de la coordination « one health ». L'adoption de ce décret avait pour objectif de permettre le fonctionnement de la coordination pour l'atteinte des missions qui lui sont assignées. Le concept « one heatlh » qui signifie « santé unique » en français a pour vocation de briser les barrières entre la santé humaine, la santé animale et l'environ-nement en privilégiant une approche multisectorielle. L'approche « one health » repose sur un trépied : l'environnement social, l'environnement économique et celui culturel (N-V. Hung et al., 2020).

Si la lutte contre la Covid-19 a mobilisé des acteurs de différents ministères, la gestion des déchets produits dans le cadre de cette lutte quant à elle est restée sous la responsabilité des seules structures municipales habilitées à la gestion des déchets, pourtant déjà fragilisées par le manque de moyens. Pourtant, le système de pré-collecte des déchets de la ville de Ouagadougou est assuré essentiellement par des associations communautaires et des petites et moyennes entreprises surtout après la liquidation de la seule structure publique en 1996, l'Office National des Services d'Entretien, de Nettoyage et d'Embellissement (ONASENE) (I. Sory, 2021). Avec des moyens

---

[3] Décret N°2019-1086/PRES/PM/MINEFID /MESRSI/MS /MAAH/ MEEVCC portant création, attributions, organisation et fonctionnement de la Plateforme Nationale de Coordination One Health.

rudimentaires et un personnel très peu étoffé, ces structures avaient du mal à gérer les ordures ménagères.

Suite à l'avènement du coronavirus, un nouveau type d'ordures fait son apparition dans l'espace public et qui sont susceptibles de contaminer. C'est d'ailleurs ce qui fait dire à I. Sory (2021) que le rejet des déchets souillés dans les poubelles, l'inadaptation du matériel de protection et la manipulation des déchets à toutes les étapes de la filière participe à amplifier les risques de contamination et de la propagation du SARS-COV-2. Conçue pour briser les barrières entre les sphères ayant en commun l'homme, l'environnement et l'animal, l'approche « One Health » qui se trouve être une politique publique de portée plus théorique au Burkina (A. Sawadogo et N. Sawadogo, 2023), se retrouve inexistant parmi les structures de gestion des ordures produits dans les marchés et yaars. La médiatisation autour de la maladie a fini par faire croire que le covid-19 est une crise hospitalière, alors qu'elle est multidimensionnelle.

La sociologie virtuelle suffisamment utilisée dans cette recherche a permis de mettre à la lumière l'importance d'une gestion holistique des déchets produits dans le cadre de la lutte contre la covid-19. Selon N-V. Hung et al. (2020), l'assainissement environnemental est un facteur important de l'état de la santé humaine. Pourtant, la gestion des déchets dans les pays en voie de développement est marquée par le manque de technologies d'assainissement appropriées, ce qui constitue un défi important pour la santé humaine et environnementale. Dans les faits, les marchés et yaars qui sont considérés comme des espaces de « non-lieux » sont des espaces de risques aussi bien pour les commerçants, les usagers et les agents des structures en charge de l'évacuation des ordures produits dans les marchés et yaars.

3.3. La Covid-19 à l'épreuve des rapports de pouvoir entre le Nord et le Sud

La pandémie de la Covid-19 est révélatrice d'une certaine dépendance. L'avènement de cette pandémie et les mesures politico-sanitaires proposées pour rompre la chaîne de transmission, soulèvent des interrogations dans les pays du Sud. Comme les différentes sphères décisionnelles sont en majorité dominées par les grandes puissances du Nord, les décisions et mesures qui proviennent de ces instances sont mal perçues dans les pays du Sud donnant lieu aux thèses de complotistes autour de la maladie à coronavirus (B. L. Badolo, 2021 ; Z. Soré, 2022). Le renforcement de ce sentiment a été possible en partie grâce à ce que B. Debarbieux (1993) qualifie de la surabondance d'événements et la fabrication quasi instantanée de l'histoire. En référence à celle de la Covid-19, la fabrique de l'histoire est rythmée par des tâtonnements, des non-dits et des fausses prévisions. En l'occurrence, celle qui prévoyait l'hécatombe en Afrique.

Cette problématique remet en surface la question de la souveraineté des pays africains dont notamment le Burkina Faso. L'impuissance et l'absence d'autonomie se lisaient dans les réponses des autorités. Les tâtonnements dans la prise en charge de la maladie ont laissé croire à la population qu'il s'agissait d'une supercherie contre elle (T. B. S. Kpanyawne, 2021). Cette situation selon A. Palé (2020, p. 565) a été consolidée par le mimétisme confus dans la gestion du mal qui s'est traduit par l'application par simple singerie ou « perroqueterie » à travers la répétition, la duplication irréfléchie d'un certain nombre de faits, d'actes et de décisions. Les mesures politico-sanitaires parfois drastiques illustrent parfaitement l'inadéquation entre les mesures proposées en occident et dupliquées en Afrique.

Le concept de surmodernité peut donc servir pour décortiquer les discours des commerçants, qui font des marchés et yaars des lieux où les mesures barrières ne font plus sens. Si la théorie des « non-lieux » est présentée comme le produit d'une surmodernité, qui « impose aux consciences individuelles des expériences et des épreuves très nouvelles de solitude », dans le cadre de notre recherche, il impose plutôt aux consciences l'application des pratiques désuètes pour une pathologie perçue comme invisible et peu menaçante pour les populations. Ce qui fait de la pandémie de la Covid-19, une maladie de « Blancs » qui ne peut inquiéter les « Africains ». C'est dans ce sillage que T. B-S. Kpanyawne (2021) parle du « pleurer-rire » de la Covid-19 pour traduire un désordre bruyant autour de la pandémie entre le nombre de morts largement diffusé par les médias et des images, des gestes et des paroles qui poussent à rire dans le contexte africain.

Ces débats interrogent les approches biomédicales qui font du corps humain, une entité universelle, où on peut standardiser les soins médicaux. En effet, les effets cumulés des interactions continues entre les humains, l'environnement physique et les contextes de vie sur les corps humains renvoient au concept de « biosocial differenciation » (M. Lock et V-K. Nguyen, 2010). Par cette notion, les auteurs veulent rendre compte que le corps humain n'est pas le même partout car il est le produit de l'histoire, du changement social, des politiques et des interactions entre les environnements de vie et l'être humain. On ne peut pas séparer le corps biologique du contexte social pour proposer une solution universelle dans les réponses aux pandémies.

Conclusion

L'objectif de l'article est de saisir les expériences de la Covid-19 telle qu'elle a été vécue et racontée par les commerçants et d'analyser la gestion des déchets produits pendant et après de la Covid-19 dans les marchés et yaars de Ouagadougou. Il s'agissait de ramener en surface les souvenirs de la Covid-19 et de comprendre les nouveaux usages des dispositifs de lave-mains positionnés dans les marchés.

Le devenir de ces lave-mains résulte de la mémoire collective de la Covid-19. Dans les récits, la Covid-19 a été un moment de souffrance individuelle et collectives des acteurs économiques des marchés et yaars de Ouagadougou. Cette souffrance a été renforcée par l'invisibilité de la pathologie dans ces espaces, considérés comme des « non-lieux ». Au fil du temps, les dispositifs d'hygiène de la Covid-19 se sont transformés en déchets et ordures jonchant les entrées des marchés. Ce spectacle insalubre ouvre les débats sur la géopolitique de la Covid-19 dont la domination du Nord a été une réalité, aussi bien dans la mise en circulation des modèles de prévention mais également la disponibilité des produits de santé.

Pourtant une stratégie nationale du « one health » existe dans le pays ; sa mise en œuvre aurait pu réduire l'impact de la pandémie sur les populations. Il semble que cinq ans après, les structures de marché ne sont pas transformées en organisations apprenantes.

Bibliographie

ALLAMEL-RAFFIN Catherine, 2023, Objectivité et images scientifiques : une perspective sémiotique, *Visible* DOI : 10.25965/visible.383

BINATÉ Issouf, GOSSELIN Louis Audet et SORÉ Zakaria, 2022, « Religiosité musulmane en temps de Covid-19 au Burkina Faso et en Côte d'Ivoire : Un dialogue entre normes sanitaires et pratiques religieuses » *Cahiers d'études africaines, LXII (4), 248, p. 859-883. doi: 10.4000/etudesafricaines.40302*
BOURDIEU Pierre, 1965, *Un art moyen, Essai sur les usages sociaux de la photographie, repris par l'Association des étudiants en sociologie de l'Université de Genève en 2005, Un photographe de circonstance. Pierre Bourdieu en Algérie ;*
CAMILO Leon-Quijano, 2023, *La cité : Une anthropologie photographique*, Éditions de l'EHESS, Paris
CHOPARD-DIT-JEAN, Aurélie, VIRIOT-DURANDAL, Jean-Philippe, et SAADAOUI Kheira. 2023, Vieillissement, lien social et fin de vie en période de pandémie Résultats préliminaires de la Recherche internationale sur les Droits fondamentaux des Personnes âgées en période de pandémie de Covid-19. *Études sur la mort*, 2 n° 160, p.153-167. doi:10.3917/eslm.160.0153.
DÉPELTEAU François, 2000, *La démarche d'une recherche en sciences humaines : De la question de départ à la communication des résultats*, Québec, De Boeck Université, 417 pages.
DION Delphine et LADWEIM Richard, 2014, la photographie comme matériel de recherche, session 10-19 : https://www.reseachgate.net/publication/228436220 ;
EBOKO Fred et SCHLIMMER Sina, 2020, « Covid-19: L'Afrique face à une crise mondiale », *Politique étrangère*, 4(Actualités), p.123-134.
FASSIN, Didier, 2018, *La vie. Mode d'emploi critique,* Le Seuil, Paris
FASSIN Didier, 2009, « Les économies morales revisitées », *Annales HSS*, n° 6, p. 1237-1266.

GODELIER Maurice, 1965, « Objets et méthodes de l'anthropologie économique », *L'homme*, n°5-2, p. 32-91

INSD, 2022, *Cinquième Recensement Général de la Population et de l'Habitation du Burkina Faso,* Synthèse des résultats définitifs.

KOBIANÉ Jean-François, SOURA B. Abdramane, SIÉ Ali, OUILI Idrissa, KABORÉ Idrissa, et GUISSOU Sibi, 2020, « Les inégalités au Burkina Faso à l'aune de la pandémie de la COVID-19 : quelques réflexions prospectives », in Jean-François Kobiané, B. Abdramane Soura, Ali Sié, Idrissa Ouili, Idrissa Kaboré, Sibi Guissou, & Linda Zanfini (Eds.), Les inégalités au Burkina Faso à l'aune de la pandémie de la COVID-19 : quelques réflexions prospectives (AFD. Papiers de recherche ed., Vol. Cedex 12 pp. 1-72). Paris.

LA ROCCA Fabio, 2007, « Introduction à la sociologie visuelle », *Sociétés,* n°95, p. 33-40.

LE BLANC Guillaume, 2022, *La solidarité des éprouvés. Pour une histoire politique de la pauvreté*, Paris, Éditions Payot & Rivages.

LOCK Margaret et NGUYEN Vinh-Kim, 2010, *An Anthropology of Biomedicine* (Blackwell Ed.): A John Wiley & Sons, Ltd.

MARESCA Sylvain et MEYER Michaël 2013, *Précis de photographie à l'usage des sociologues*, Presses universitaires de Rennes, Rennes.

MINISTÈRE DE LA SANTÉ ET DE L'HYGIÈNE PUBLIQUE, 2020, *Plan de riposte contre la Covid-19,* Ouagadougou

MINISTÈRE DE LA SANTÉ ET DE L'HYGIÈNE PUBLIQUE, 2023, « Rapport de situation sur l'épidémie de la maladie à Coronavirus (COVID-19) au Burkina Faso » *SitRep N° 309 Période : 1er au 30 avril 2023,* Ouagadougou

MINISTÈRE DE LA SANTÉ ET DE L'HYGIÈNE PUBLIQUE,2022, *Étude de séroprévalence de la Covid-19 dans les 13 régions du Burkina Faso*, Ouagadougou

OLIVIER DE SARDAN Jean-Pierre, 2017, « Pacte ethnographique et film documentaire », in *Images du travail, travail des images*, URL : http://journals. Openedition.org/itti/1103 ; DOI : https://doi.org/10.4000/itti.1103 ;

PAILLÉ Pierre et MUCCHIELLI Alex, 2012, *L'Analyse qualitative en sciences humaines et sociales*, Paris, Armand Colin 3ème Édition, Collection U, 424 pages.

ROUAMBA George, 2025, « L'expérience de la Covid-19 des femmes accusées de sorcellerie dans un centre d'accueil de Paspanga à Ouagadougou (Burkina Faso) », *Dezan*, n°13 n°1, 89-107.

SIMÉANT Johanna., 2010, « Économie morale » et protestation - détours africains », *Genèses,* 2010/4 n° 81, p. 142-160.

SORÉ Zakaria, 2022, « Les étudiants de l'Université Joseph Ki-Zerbo face à la Covid-19. Entre théorie du complot, déni et distanciation vis-à-vis des mesures barrières », in Jean-Émile Charlier, Fatoumata Hane, Jean Alain Goudiaby, & Sarah Croché (Eds.), *L'école africaine face à la Covid-19*, Academia, Louvain-La-Neuve, p.124-146.

Chapitre IV

Post COVID-19 et le devenir des installations d'hygiène dans les mar-chés et yaars dans la ville de Ouaga-dougou

Zongo Tongnoma & Moyenga Paul-Marie

Résumé

La pandémie de la Covid-19 qui a secoué l'humanité toute entière en 2020 a joué un rôle important dans l'éducation hygiénique de la population mondiale en instituant le lavage des mains comme un geste barrière à la maladie. Cette pandémie a mis en évidence l'importance cruciale des infrastructures d'hygiène dans la prévention des maladies infectieuses. Au Burkina Faso, sous l'ère de la Covid-19, les marchés et yaars de la ville de Ouagadougou ont connu un déploiement massif de dispositifs de lavage des mains et des campagnes de sensibilisation sur la nécessité d'observer cette pratique et aussi l'usage des gels désinfectants. L'installation massive des dispositifs de lavage des mains s'est opérée dans un contexte d'urgence sanitaire comme une réponse immédiate à la crise. De ce fait, la durabilité et le fonctionnement à long terme de ces installations se posaient comme une préoccupation légitime. C'est pourquoi la question de leur devenir dans la période post-pandémique se pose avec acuité. Se basant sur une étude ethnographique multi-située dans la capitale Ouagadougou, cet article analyse l'évolution des installations d'hygiène dans les yaars et marchés de la ville de Ouagadougou après la Covid-19. Les résultats révèlent un déclin progressif voire un abandon de l'usage et de l'entretien de certaines infrastructures, mais aussi des transformations positives dans les comportements de certaines personnes en matière d'hygiène.

Abstract

The COVID-19 pandemic, which shook the entire humanity in 2020, also played an important role in the hygiene education of the population in Burkina Faso. This pandemic highlighted the crucial importance of hygiene infrastructure in the prevention of infectious diseases. During the Covid-19 era, the city of Ouagadougou saw a massive deployment of handwashing devices, awareness campaigns and, above all, the use of gels. However, the question of their future in the post-pandemic period is acute. Based on a multi-site ethnographic study in the capital Ouagadougou, this article analyzes the evolution of hygiene facilities in Ouagadougou after Covid-19. The results reveal a progressive decline or even abandonment of the use and maintenance of certain infrastructures, but also positive transformations in the hygiene behaviors of some people.

INTRODUCTION

La plupart des villes africaines connaissent une forte concentration des habitants associée à un étalement peu maîtrisé. La ville de Ouagadougou, capitale du Burkina Faso, concentre la plupart des services du pays, les hommes et les mobilités multiples. Elle est traversée par un dynamisme effréné et par conséquent consommatrice à l'extrême. Ceci les rend vulnérables et en proie aux éventuelles catastrophes naturelles et aux crises multiples.

La crise sanitaire due à la Covid-19 qui a frappé le monde depuis décembre 2019 et qui a été déclarée pandémie mondiale le 11 mars 2020 par l'OMS, en est un parfait exemple. En effet, plus de 90 % des cas contaminés par le virus ont été enregistrés au niveau des villes (A Guterres, 2020, p. 4). Dès lors, ces dernières ont été perçues comme véritable épicentre de la crise. Ceci a profondément affecté la vie urbaine, impliquant de nouvelles pratiques, provoquant la rupture de certaines autres, mais a surtout engendré des problèmes et des difficultés.

Dans l'optique de lutter contre la propagation de la Covid-19, dans les marchés et yaars de la ville de Ouagadougou, plusieurs initiatives et actions innovantes ont été prises pour contrer la maladie (T. Zongo et A. Ouédraogo, 2020, p. 5). Parmi ces mesures barrières figure la question de l'hygiène mais surtout l'hygiène des mains. Depuis longtemps, l'hygiène des mains a toujours joué un rôle fondamental dans la réduction des maladies diarrhéiques, des infections respiratoires et nosocomiales. Ce rôle de l'hygiène des mains a été constaté pendant les épidémies, comme le choléra et le virus Ebola (OMS 2017, p. 6), mais la pandémie de la Covid-19 a placé le lavage des mains au pilier central des stratégies nationales de prévention. Car le lavage des mains avec du savon ou un désinfectant à base d'alcool était vu comme une mesure de prévention efficace et indispensable contre Covid-19 au même titre que la distanciation physique et l'utilisation appropriée d'un masque.

Depuis la fin de la Covid-19, les activités de promotion de l'hygiène et surtout l'éducation hygiénique ont progressivement étiolé dans les discours des autorités, des ONG et des différentes associations de la ville de Ouagadougou. Or, au-delà de la prévention de la transmission de la Covid-19, il est apparu que ce dispositif hygiénique engendré par la crise sanitaire constitue une contribution essentielle à l'amélioration de la qualité de vie des populations du monde entier. C'est pourquoi l'OMS interpelle la communauté internationale en ces termes : « l'hygiène des mains ne devrait pas être seulement une mesure temporaire de santé publique en période de crise, mais une attitude vitale quotidienne contribuant à la santé et à la résilience économique. L'hygiène des mains est un investissement extrêmement efficace qui résulte en effets favorables à la santé démesurés par rapport à un coût relativement faible ». En effet, la pandémie a conduit les communautés et les institutions à déployer des efforts considérables sur le plan comportemental en matière d'hygiène, à travers des installations de lavage des mains dans les lieux de travail, dans les foyers, les écoles, les espaces récréatifs, les établissements de soins et même dans tous les lieux où l'hygiène était auparavant négligée.

Dans la capitale Ouagadougou, la mise en place de points de lavage des mains à travers des stations fixes ou mobiles et de dispositifs écologiques a constitué une réponse immédiate aux risques de transmission. Mais le constat que l'on fait est que la levée progressive des mesures restrictives est allée de pair avec la baisse de l'attention portée au lavage des mains qui constitue pourtant une pratique d'hygiène au-delà de la barrière à la Covid-19.

C'est pourquoi il nous intéresse ici d'explorer dans quelle mesure les infrastructures d'hygiène introduites ou renforcées pendant la pandémie ont-elles été maintenues ou adaptées à Ouagadougou dans le contexte post-Covid-19, et quels sont les enjeux de durabilité qui en découlent ?

1. MÉTHODOLOGIE DE L'ÉTUDE

La démarche mobilisée dans cette recherche repose sur une étude empirique inductive conduite à partir des données recueillies sur le terrain grâce à une méthode mixte de recherche alliant enquête ethnographique (observation et entretiens) et recherche documentaire. Les enquêtes de terrain ont été menées dans les marchés et yaars de la ville de Ouagadougou (responsables des marchés, responsables des comités de gestion des installations hygiéniques des marchés, commerçants et clients desdits marchés) et les différentes administrations municipales dont relèvent ces marchés et yaars. Des observations ont été faites sur les installations d'hygiène de lutte contre la Covid-19 et le comportement des personnes post-Covid-19 dans la ville de Ouagadougou. Cette approche nous a permis de comprendre les différentes représentations sociales que chacun se faisait de la maladie Covid-19, de la présence des dispositifs de lavage des mains en dépit de la fin de la crise sanitaire, de la pratique du lavage des mains au quotidien et aussi les grands défis qui se posent en matière d'hygiène dans le vécu quotidien de la population de la ville de Ouagadougou en général et au sein des marchés et yaars en particulier. Les entretiens se sont déroulés sous la forme semi-directive. Les données ont été enregistrées et transcrites pour une analyse de contenu thématique. L'analyse des données et la formation des résultats ont été faites en s'appuyant sur la théorie de la résilience urbaine de R. Laugier (2013, p. 11).

En effet, la résilience est une notion de plus en plus à la mode ; il s'agit d'un concept clé que l'on ébranle à chaque fois qu'il y a un discours sur des aléas et face aux nombreuses perturbations et problématiques de l'ère contemporaine et sur la démarche à mettre en œuvre pour réagir et dépasser. Alors, la résilience urbaine est-elle l'avenir de nos villes ? La résilience a été définie par l'université américaine comme étant « la capacité d'un système social (en l'occurrence une ville) à s'adapter de manière proactive et de se remettre après des perturbations (brusques c'est-à-dire non ordinaires et non attendues) perçues au sein du système » (R. Laugier 2013, p.20). La dimension proactive révélée à travers cette première définition informe sur l'importance non seulement de réagir face à la perturbation, mais surtout de l'anticiper ! En outre, la résilience devra vraisemblablement correspondre à des actions à entreprendre ; elle renferme donc une dimension opérationnelle. La notion correspond à une ville capable de s'adapter, et à être prête à affronter les impacts existants et futurs. Elle devra également être capable d'en diminuer et de limiter l'ampleur et le degré de gravité.

La résilience urbaine pousse à analyser la ville comme un organisme vivant, composé de multiples réseaux (techniques, sociaux, économiques) interconnectés. Cela permet de mieux comprendre comment une perturbation (une pandémie) peut se propager et affecter l'ensemble du système urbain, plutôt que de se concentrer sur des aspects isolés. La résilience durable des territoires est centrée sur l'être humain c'est-à-dire les acteurs et leur travail collaboratif. Les acteurs territoriaux doivent plus que jamais prendre des mesures d'urgence pour faire face aux séquelles de la crise avec en fil rouge une coopération collective et inclusive basée sur une co-construction pour le bien commun. L'amélioration de la résilience urbaine s'inscrit bien dans les démarches des sciences du territoire car elle cherche à proposer des méthodes adaptées au contexte local, prenant en compte les spécificités, les enjeux, voire les jeux d'acteurs (par le biais des approches collaboratives). La résilience répond également aux enjeux actuels de développement durable et de sécurité en promouvant une approche transdisciplinaire de la gestion des risques axée sur les acteurs locaux, leur savoir et leur implication. Le paradigme de la résilience des territoires s'inscrit essentiellement dans la quête d'une nouvelle capacité d'adaptation à travers un comportement préventif basé sur une approche participative rassemblant l'ensemble des acteurs. Ladite capacité peut prendre trois formes : observer les chocs (les anticiper), s'adapter aux chocs, se transformer face aux chocs (N. Fabry et S. Zeghni, 2022, p. 15).

La résilience urbaine semble donc être une réponse adaptée aux enjeux précédents, car son assise locale concertée et sa démarche intégrée d'évaluation des risques, des impacts et des solutions permet une prise en compte durable des risques tout en impliquant les acteurs locaux dans une approche positive de la réduction des risques.

La résilience urbaine nous permettra de comprendre et d'identifier les points faibles de la gouvernance de la ville de Ouagadougou face à une crise sécuritaire et surtout sa capacité à faire durer les mécanismes de gouvernance qui étaient mis en place sous l'ère du Covid-19. Cette approche nous permettra aussi de comprendre comment les acteurs locaux étaient impliqués dans la construction de solutions pour faire face à la crise du Covid-19 et à l'après crise. Elle nous permettra d'interroger aussi la collaboration entre les différentes parties prenantes dans la lutte contre la prévention de ces types de maladies dans la ville de Ouagadougou. Ce positionnement n'est pas fondamentalement issu de l'interprétation du concept de résilience mais plutôt de l'appréhension de l'objet d'étude auquel il est appliqué, à savoir la ville.

2. PRÉSENTATION ET DISCUSSION DES RÉSULTATS

2.1. L'installation de dispositifs d'hygiène de la ville de Ouagadougou sous l'ère de la Covid-19

L'espace urbain à l'ère contemporaine connaît une forte concentration des habitants associée à une dispersion de son cadre à travers un étalement de moins en moins maîtrisé. En effet, les villes concentrent les hommes, les services, les fonctions, les mobilités multiples. Elles sont traversées par un dynamisme effréné et sont par conséquent consommatrices à l'extrême. Ceci les rend particulièrement vulnérables et en proie aux éventuelles catastrophes naturelles et aux crises multiples. Les manifestations de la Covid-19 dans la ville de Ouagadougou en sont un exemple illustratif.

La pandémie de Covid-19 a constitué un moment unique pour l'hygiène des mains, qui a bénéficié d'une attention, de ressources et d'une volonté politique sans précédent. Cependant, des situations d'urgence antérieures renseignent que cette attention peut n'être que passagère. En 2020, l'UNICEF, l'OMS et d'autres partenaires ont lancé l'initiative *Hygiène des mains pour tous*, en vue de susciter un élan en faveur de l'hygiène des mains et de garantir un changement durable à long terme. L'hygiène des mains a bénéficié d'une attention sans précédent et est devenue un pilier central des stratégies nationales de prévention de la maladie lors de la pandémie. Cette période a ainsi représenté une occasion unique d'en faire un enjeu majeur des politiques publiques à long terme. Il a été prouvé que l'hygiène des mains est un investissement extrêmement rentable, dans la lignée des approches « sans regrets » : il garantit d'immenses avantages en matière de santé pour un coût relativement faible. Cependant, force est de constater que pendant la période du Covid-19, le lavage régulier des mains avait fini par s'intégrer dans le comportement quotidien de la population de la ville de Ouagadougou. Classé dans le faisceau des gestes barrières, le lavage des mains était considéré comme l'une des mesures de prévention les plus efficaces contre Covid-19. Convaincu de son efficacité dans le barrage de la maladie, chaque citadin se lavait les mains fréquemment, surtout après avoir été en contact avec une tierce personne (infectée ou pas). En plus du lavage des mains, beaucoup de personnes utilisaient d'autres matériels de protection comme les gants, les masques, les gels désinfectants, etc. Cependant, il convient de souligner que toutes ces mesures qui prônent l'hygiène dans la vie des habitants de la ville de Ouagadougou se sont progressivement dissipées dans leur comportement. Selon les observations, une partie des stations de lavage installées dans la ville de Ouagadougou pendant la période du Covid-19 ne sont plus fonctionnelles pour divers motifs : absence d'eau, manque de savon, dégradation. Aussi, les toilettes mobiles mises en place dans les marchés et gares routières sont encore présentes mais souffrent d'un manque de fréquentation pour certaines et d'un délabrement pour d'autres par manque d'entretien irrégulier.

À la question de comprendre pourquoi l'abandon du lavage des mains, un commerçant Marché de Toecé explique :

> Personnellement, je ne croyais pas à l'existence de cette maladie au Burkina Faso car c'est une maladie

> inventée par les autorités du MPP [parti au pouvoir pendant la Covid-19] de l'époque pour avoir de l'argent dans les mains des bailleurs de fonds. En plus, les autorités de l'époque nous obligeaient à suivre ces mesures barrières. Voilà pourquoi à la fin de la pandémie j'ai complètement arrêté de laver mes mains ou de porter un masque car la maladie n'a jamais existé au Burkina Faso (Entretien, septembre 2025)

Il apparaît alors que l'abandon de la pratique n'est pas lié à une méconnaissance de la contribution à l'hygiène de façon générale, mais à un contexte particulier où les pouvoirs publics ne sont pas parvenus à convaincre les citoyens de la nécessité de le faire. Les propos de cet autre commerçant d'un marché de la ville, sont assez éloquents : « Je suis conscient que se laver les mains à chaque fois que l'occasion se présente est une bonne chose mais les autorités n'ont pas continué la sensibilisation des populations sur l'hygiène des mains après la fin de la Covid-19 » (entretien, septembre 2025).

Une telle opinion est d'autant plus fondée que les actions des pouvoirs publics se sont progressivement dissipées avec les manifestations de la crise. Dès lors que les taux de décès et de contamination sont partis à la baisse, les efforts de sensibilisation et de répression de l'inobservance des mesures de gestes barrière ont baissé jusqu'à disparaître complètement des programmes des pouvoirs publics et du quotidien des citoyens. Il y a donc nécessité que les pouvoirs publics s'engagent en faveur de l'hygiène des mains, non pas comme une intervention de santé publique temporaire en temps de crise, mais comme un comportement quotidien vital qui contribue à la résilience sanitaire et économique des individus et de leurs communautés.

2.2. COVID-19 a pu influencer les comportements des Ouagalais.e.s en matière d'hygiène ?

The Global Handwashing Partnaiship (2021) a révélé que la pandémie a créé un changement de contexte important, offrant une opportunité unique pour l'adoption de nouvelles habitudes de l'hygiène des mains. En effet, l'observation du terrain permet de confirmer que la crise de la Covid-19 a engendré de nouvelles pratiques sur le plan hygiénique dans le vécu quotidien de la population de la ville de Ouagadougou. Cela est constatable dans les services publics et privés, dans les marchés et yaars et surtout dans les ménages de la ville de Ouagadougou où se laver les mains avant d'entrer ou de sortir était devenu un rituel. Généralement, le changement fait référence à l'évolution ou à la transition d'une situation à une autre.

Dans cette perspective, le changement de comportement devient le maître-mot des acquis des mesures d'hygiène instaurées pendant la crise. Parler de changement revient à traiter de modification et de conversion. Au niveau individuel, les changements de comportement sont caractérisés par l'instauration de nouvelles habitudes (I. Ajzen, 1980). C'est cette dimension qui permet de s'assurer de la permanence de la modification ou de la conversion. Car, beaucoup de personnes adoptent un certain comportement et l'abandonnent après quelques temps (semaines, mois ou années). Pour réussir, le changement de comportement doit être préservé.

Pour ce qui est du changement de comportement chez les commerçants des marchés et yaars de Ouagadougou, il s'avère que les nouvelles habitudes induites par la crise sanitaire en termes d'hygiène des mains se sont dissipées avec le temps au sein de l'environnement professionnel des acteurs (marchés et yaars de la ville).

C'est le constat fait par un agent de la mairie de Bogodogo à Ouagadougou qui avance les propos suivants :

> Covid-19 a permis à une proportion importante de la population de la ville de Ouagadougou d'intégrer le lavage des mains comme geste quotidien surtout dans les écoles et services publics pendant la pandémie. Mais il est regrettable de constater que juste après la déclaration de la fin de la maladie en 2023, toutes ces mesures hygiéniques ont beaucoup diminué voir même disparu dans la plupart des marchés et yaars de la ville de Ouagadougou (Entretien en septembre 2025).

Les raisons de la non permanence de ces pratiques renvoient à l'absence de conviction de la part de certains individus qui appliquaient les mesures des gestes barrières, soit par suivisme, soit pour faciliter l'interaction avec les autres, de peur d'être mis à l'écart. C'est le cas de ce commerçant de 10 yaar :

> Je portais les masques pendant la période de Covid-19 dans ma boutique mais c'était dans l'optique de ne pas perdre ma clientèle. Cette maladie n'a jamais existé au Burkina Faso, c'est juste un mensonge du gouvernement de l'époque pour avoir de l'argent. C'est pour cela dès l'annonce de la fin de la maladie toutes les mesures de lutte contre la Covid-19 ont été abandonnées (Entretien en septembre 2025)

Le manque de confiance que la population a développé vis-à-vis des pouvoirs publics joue contre la pérennité des acquis en termes de promotion de l'hygiène à travers l'instauration du lavage des mains. Les *fake news* et les contradictions entre experts ou dirigeants dans la gouvernance de la crise sanitaire a suscité l'idée d'une maladie « inventée de toutes pièces » (entretien, commerçant d'un yaar de Ouagadougou, septembre 2025) ou encore « maladie fictive annoncée par les autorités pour attirer des financements des bailleurs de fonds et de l'Occident où la maladie était réelle » (entretien, commerçant d'un yaar de Ouagadougou, septembre 2025). Dans ce contexte de doute et de méfiance, les initiatives gouvernementales de lutte contre la pandémie ont été perçues comme des leurres dont le but véritable est d'entrer dans les avantages octroyés aux pays victimes du virus.

2.3. La gouvernance des infrastructures hygiéniques construites sous l'ère COVID-19 : continuité ou rupture ?

Un examen de la gouvernance des infrastructures d'hygiène montre de nombreuses difficultés consécutives à une absence de plans d'entretien. En effet, les pouvoirs publics, notamment la municipalité de Ouagadougou, en collaboration avec les services étatiques dédiés à la lutte contre la maladie, ont mis en place des comités de gestion dans les marchés et yaars de la ville. Mais ces comités ne disposaient pas d'un plan d'entretien clair de ces ouvrages. Des entretiens, il ressort notamment que l'approvisionnement en eau des ouvrages, la mise à disposition du salon de toilette et la gestion des eaux usées issues du lavage des mains constituent des points d'achoppement de la gestion de ces infrastructures, en l'absence d'un fonds dédié et d'un plan d'évacuation des eaux. Plusieurs sites ont dû faire une interconnexion entre le dispositif de lavage et les caniveaux publics d'évacuation des eaux pluviales, quand cela était possible. Tout cela dénote d'une absence de plan d'entretien et de gestion des infrastructures, un outil essentiel pour s'assurer que du savon et de l'eau sont disponibles, que les installations sont correctement gérées et que le rôle de chaque partie prenante (commerçants usagers de ces infrastructures, comité de gestion, clients de ces lieux, administration municipale chargée de la régulation du marché, administration étatique chargée de lutter contre la maladie) est clairement spécifié. Un agent de la Mairie de Ouagadougou confirme les lacunes dans la constitution des comités de gestion des infrastructures, en indexant le clientélisme dans le choix des acteurs :

> La mise en place de comités dans les marchés et yaars dans la capitale Ouagadougou pendant la période du COVID-19 n'a pas bien fonctionné car beaucoup d'acteurs qui pouvaient faire bouger les lignes ont été écartés. Je suis un exemple parfait car je pouvais apporter beaucoup sur l'entretien des installations d'hygiène pendant la période du COVID-19 et la période post COVID-19 mais les choses ont été gérées sous l'angle politique. Si tu ne connaissais pas une personnalité politique, tu ne pouvais pas être dans le comité de gestion (Entretien, Septembre,2025).

Ces lacunes semblent tenir du caractère plus ou moins urgent de ces installations, à en croire Wateraid (2022) qui relève qu'« en raison de la nature de la réponse d'urgence initiale pour lutter contre la COVID-19, l'objectif était d'installer rapidement des dispositifs de lavage des mains dans les principaux lieux publics, afin que les gens puissent les utiliser. Les installations étaient donc temporaires, semi-permanentes ou permanentes ».

De ce fait, les ouvrages ont connu des lacunes de fonctionnement. Cela n'est pas spécifique au Burkina Faso. En Tanzanie, Wateraid (2022, p. 31) renseigne que

> des dispositifs de lavage des mains permanents à grande échelle [ont été installés] dans des lieux

publics afin de fournir une infrastructure essentielle permettant aux gens de se laver les mains avec de l'eau et du savon. Cependant, une évaluation rapide menée peu de temps après a montré que certaines installations ne fonctionnaient pas, qu'il n'y avait pas de plan de maintenance et que cela entraînait des défaillances.

Ces défaillances continues ont fini par entamer la fonctionnalité des infrastructures dans un contexte de manque de suivi et d'évaluation par les pouvoirs publics en charge de la lutte contre la pandémie. En effet, le suivi et l'évaluation sont des éléments-clé de tout programme de changement de comportement en matière d'hygiène et devraient constituer un processus intégral continu. Cela aurait permis de lever les contraintes et les lacunes afin d'assurer la pérennité des ouvrages.

L'abandon progressif dont ces infrastructures ont fait l'objet, au fur et à mesure que la crainte de la maladie se relâchait, est la traduction d'une absence de plan de pérennisation. La faible adhésion des communautés à ces initiatives qui sont perçues comme une imposition injustifiée du fait des doutes sur la réalité de la maladie a constitué un facteur qui a accompagné la déchéance des infrastructures. Les propos d'un responsable des commerçants d'un marché de la ville de Ouagadougou, illustrent cette situation de fait :

> Je vais être clair avec vous monsieur, pour nous Covid-19 n'a jamais existé au Burkina Faso. Ce sont des mensonges du gouvernement de l'époque pour avoir de l'argent auprès des blancs. Ensuite les personnes désignées pour s'occuper des infrastructures hygiéniques n'étaient pas du tout influentes dans le marché ; c'est pourquoi les

comités mis en place n'ont pas du tout fonctionné (Entretien Septembre 2025).

Ces propos montrent que les installations hygiéniques avaient une faible chance de survivre à la pandémie qui les engendrées. Cette situation rejoint des tendances observées dans d'autres capitales africaines comme la Guinée Conakry pendant la pandémie d'Ebola. S. Maltais (2020) montre que les installations hygiéniques sous l'ère de l'Ebola qui a sévi entre décembre 2013 et juin 2016 en Guinée ont été abandonnées.

Au-delà des infrastructures, en ce qui concerne la durabilité des pratiques d'hygiène, il est difficile de déterminer avec certitude celles réellement adoptées, notamment le lavage des mains et l'usage de savon ou de cendre. Même après la déclaration de la fin de la pandémie, cela reste primordial au quotidien pour éviter les risques de contraction de maladies.

Au demeurant, si la gestion des risques s'est toujours accompagnée d'une volonté politique d'aménager le territoire, elle s'est longtemps traduite par une approche descendante de l'État vers les acteurs locaux (M. Bruneau et *al*. 2003). Il a pourtant été démontré que les interactions entre l'urbanisation et les risques étaient génératrices de dommages aux activités humaines et que le rôle des décisions politiques orientant l'urbanisation n'était pas neutre (M. Toubin et *al*. 2007). Il apparaît donc que la gestion des risques ne peut plus s'effectuer sans une réflexion globale sur les enjeux du territoire, les impacts des mesures ou le rôle des acteurs locaux. L'ensemble des acteurs du territoire devraient donc être impliqués dans la gestion des risques dans la mesure où l'on préconise une approche sur le long terme, et non plus seulement limitée à la protection.

Pendant la pandémie de la Covid-19, des acteurs clés de la gouvernance de la ville de Ouagadougou étaient écartés malgré leurs rôles essentiels dans la gestion des infrastructures sanitaires de la Covid-19 dans les marchés et yaars de la ville de Ouagadougou. Pourtant, l'ensemble des acteurs du territoire devraient donc être impliqués dans la gestion des risques et des infrastructures construites sous l'ère de la Covid-19 dans la mesure où l'on préconise une approche sur le long terme, pas seulement limitée à la protection.

La pandémie de la Covid-19 a induit un renforcement des compétences des ressources humaines à travers de nombreuses formations sur la gestion des infrastructures afin de réduire les risques de contamination de la Covid-19. Mais la démarche adoptée n'était pas inscrite dans une démarche concertée, intégrée, pouvant parvenir à une durabilité de la gouvernance des infrastructures dans la ville de Ouagadougou.

Depuis la fin de la pandémie, des simulations de crises n'ont jamais été organisées auprès des acteurs des marchés et yaars de la ville de Ouagadougou pour prévenir des futures crises. En revanche, le maintien des acquis et les simulations demeurent fortement tributaires de contraintes financières. C'est dans ce sens qu'une responsable d'association qui sensibilisait la population de la ville de Ouagadougou sur comment utiliser les infrastructures d'hygiène dans les marchés et yaars de la ville de Ouagadougou soutient :

> Je veux bien continuer à sensibiliser la population Ouagalaise sur les questions d'hygiène mais mon association n'a pas d'argent pour continuer. C'est pour cette raison que j'ai abandonné beaucoup de mes activités après la fin de la pandémie car nous n'avons plus de bailleurs de fonds pour nous appuyer sur les questions d'hygiène alors que l'hygiène est une question de vie ou de mort (Entretien Septembre,2025).

Ainsi, le manque de financement national demeure un enjeu important dans le renforcement du système de santé. Ce manque de ressources financières perturbe grandement l'autonomie de gestion puisque le pays se retrouve toujours à avoir besoin de l'appui des organisations internationales.

CONCLUSION

La Covid-19 a secoué le monde entier en 2019. Cette maladie a fait de nombreuses victimes. Au Burkina Faso, et plus particulièrement dans la ville de Ouagadougou, la Covid-19 a modifié les modes de vie et le style de communication des populations. Face à la pandémie, le gouvernement burkinabè, par l'entremise des médias, a invité la population à adopter un comportement inhabituel, celui de respecter les mesures barrières ; rester confiné, se faire vacciner afin de se protéger contre la contamination ou de contaminer les autres. Covid-19, étant terminé toutes ces mesures semblent avoir été abandonnés par la population ouagalaise en l'absence d'un plan de pérennisation des infrastructures.

BIBLIOGRAPHIE

BRUNEAU Michel, 2003, *A Framework to Quantitatively Assess and Enhance the Seismic Resilience of Communities*. https://doi.org/10.1193/1.1623497

ICEK Ajzen, 1980, *The Prediction of High School Girls' Happiness Based on Their Educational Major and Their Mothers' Gender Stereotypes*

FABRY Nathalie et ZEGHNI Sylvain, 2022, *Résilience d'une destination touristique à l'ère post-COVID : le cas de Val d'Europe Agglomération (VEA)*
GUILBAUD Auriane, 2014. « Le système sanitaire international face à l'épidémie d'Ebola », La vie des idées.fr
TOUBIN Maric ct al. 2007. La Résilience urbaine : un nouveau concept opérationnel vecteur de durabilité urbaine ?
THE GLOBAL Handwashing Partnaiship (2021). https://globalhandwashing.org/covid19-resources/, consulté le 17 Septembre 2025
GUTERRES, Antonio, 2020. L'impact du COVID-19 en milieu urbain, note de synthèse, www.un.org
LAUGIER. Robert, 2013. La ville de demain : intelligente, résiliente, frugale, post-carbone ou autre, Centre de ressources documentaires - Aménagement, logement et nature (une synthèse documentaire), www. ekopolis.fr.
MALTAIS Séphanie, 2020, *Apprendre à la dure : comment l'expérience de la maladie à virus Ebola peut aider la Guinée à faire face à la COVID-19*
OUEDRAOGO Aicha Nadège et ZONGO Tongnoma, 2021, *COVID-19,* une maladie des riches au Burkina Faso
ORGANISATION MONDIALE DE LA SANTE, 2017, Maladie à virus Ebola, OMS, Genève [URL : http : //www.who.int/mediacentre/factsheets/fs103/fr/, consulté le 15 septembre 2025
WATERAID, 2022. La réponse de WaterAid en matière d'hygiène face à la COVID-19 https://washmatters.wateraid.org/sites/g/files/jkxoof256/files/202202/La%20reponse%20de 20WaterAid%20en%20matiere%20d%27hygiene%20face%20a%20la%20COVID-19%20-%20Dossier%20informatif%20technique%20programmatique.pdf, consulté le 17 Septembre 2025

CONCLUSION GÉNÉRALE :

SOMMES-NOUS MIEUX PRÉPARÉS À UNE PROCHAINE PANDÉMIE ?

Rouamba George & Zongo Bouraiman

Au Burkina Faso, la crise de la Covid-19 a débuté le 9 mars 2020 pour se terminer officiellement le 7 juin 2023. Cinq années après, il est légitime de se poser la question principale suivante : sommes-nous mieux préparés à une prochaine pandémie ? La réponse à cette question n'est pas si simple au regard de la nature de la pandémie et des perceptions des populations sur la maladie. La Covid-19 s'est manifestée comme un fait global, universel et total car la crise a eu un impact multidimensionnel avec des conséquences à la fois sur les plans sanitaire, social, économique et politique (Observatoire Mondial de la santé, 2025).

Cet ouvrage a mobilisé plusieurs spécialistes des sciences sociales avec une orientation dominante de la sociologie. Il s'agit de la sociologie de la santé, des sciences de l'information et de la communication, de la géographie et des sciences de langage. Le potentiel heuristique de la pluridisciplinarité recommande de décentrer les disciplines en leur ôtant leur suffisance (L. Coutellec, 2014). Ainsi plusieurs théories ont été mobilisées mais elles se rapprochent toutes d'une théorie de capitalisation.

La capitalisation est à l'intersection entre l'évaluation et la recherche-action. Cependant, en matière de temporalité, la capitalisation peut se faire pendant la mise en œuvre ou à la fin de l'intervention. En effet, la capitalisation est un outil descriptif et analytique pour comprendre pourquoi certaines stratégies ont fonctionné et pourquoi d'autres ont échoué (B. Fomo, 2025). Les contributions les plus significatives sur la capitalisation sont fréquentes dans les études de développement dans le champ de l'anthropologie du développement (K. Tagodoe et C. Mestre, 2017 ; P. Villeval et P. Lavigne Delville, 2004). La démarche et la méthode de la capitalisation sont, dans notre cas, comparables à celles qui ont été mobilisées par les différentes équipes. Le corpus est constitué d'entretiens individuels réalisés en 2021 et en 2025 auprès d'informateurs constitués des acteurs des marchés et yaars, de responsables municipaux chargés de la gestion des infrastructures marchandes de la ville, des acteurs de santé publique et des forces municipales de sécurité. Il s'agit des commerçants, des responsables des associations des marchés, des administrateurs, des agents de la police municipale.

La Covid-19 représente le premier épisode pandémique mondial dont l'ampleur est inédite et sans précédent. Aucun territoire, aucune population, aucun groupe social n'a véritablement pu échapper. Elle a mis à l'épreuve les systèmes de santé et de protection sociale, mais elle a aussi exacerbé des inégalités socioéconomiques.

À la fin de cette pandémie, est ce que le système de santé est-il prêt pour affronter les futures pandémies ?

Une des caractéristiques des systèmes de santé mise en valeur pour faire face aux pandémies est la résilience. Dans le cadre de la santé mondiale, vingt stratégies regroupées en cinq catégories pour renforcer la résilience du système de santé ont été élaborées. Il s'agit de : la direction et la conduite de la réponse à la Covid-19 ; le financement des services de la Covid-19 ; la mobilisation et le soutien du personnel de santé ; le renforcement des interventions en santé publique et la transformation des prestations de services de santé et d'assistance sociale pour subvenir aux besoins liés à la covid-19 (A. Sagan et al. 2022). L'on peut se rendre compte que les stratégies n'accordent pas une grande importance à la notion « d'organisation apprenante » sans laquelle, la perspective du futur est risquée.

Le système de santé est composé d'organisations complexes et fortement structurées et il a parfois du mal à réagir au changement en temps voulu. En dépit de ce constat, la notion d'organisation apprenante facilite la mise en œuvre des programmes de qualité en mettant en place des procédures « de suivi et d'évaluation de la capacité à améliorer les systèmes et les mécanismes de prestation publique afin d'obtenir la satisfaction totale des utilisateurs finaux » (M. S. B. M. Yusoff, 2005, p. 498). Les publications dans cet ouvrage montrent des obstacles majeurs de l'évolution vers un système de santé apprenant.

Le premier obstacle se réfère à la priorité exagérée accordée aux systèmes, aux procédures administratives dans la riposte contre la pandémie par la mise en place d'une structure bureaucratique. L'architecture organisationnelle, centralisée, basée au premier ministère fonctionnait selon une logique *top-down,* une approche très descendante et fortement directive. D'un côté le comité national, sur la base des directives internationales (D. Kerdouan, 2014), est chargé de penser et de concevoir les directives nationales et de l'autre côté les services de santé au niveau opérationnel chargés d'exécuter sans déroger aux règles prédéterminées traditionnellement par le haut de la pyramide managériale (Benhamou & Lorenz, 2020). Le mimétisme des stratégies de riposte à la pandémie observé pendant cet épisode confirme un déficit épistémique, en particulier, un leadership scientifique (J. T. Kuditshini, 2024).

La reproduction d'un modèle standardisé de la riposte contre la pandémie est révélatrice d'une faible autonomie des systèmes de santé, soulevant la préoccupation de la souveraineté sanitaire. La Covid-19 a mis à jour une crise du soin par la dépossession des moyens des États africains à lutter contre les pandémies. La fermeture des frontières a révélé la dépendance du pays aux produits de santé (médicaments, consommables et vaccins). Dans l'urgence, l'État a tenté de mettre en fonctionnement une unité de production de la chloroquine et du paracétamol sans succès. Cet échec met à jour la question de l'accès équitable aux produits de santé entre le Nord et le Sud. Pendant la crise sanitaire, force est de constater que les « services de santé mondiaux étaient incapables de mettre en place un dispositif de redistribution à la fois efficace et équitable de ces produits de santé » (Observatoire Mondiale de la santé, 2025, p. 4). Cette situation n'est pas nouvelle car dans le cas de la lutte contre le VIH/Sida, l'expression « les malades sont Sud, les médicaments-ARV- au Nord » a été mobilisée par les organisations de la société civile comme un argument de plaidoyer. Sur la question de l'autonomie, le système de santé n'a pas été capable de « prendre des risques en « sortant » des cadres de règles prédéterminées et d'en modifier leurs actions » (S. Benhamou et E. Lorenz, 2020, p. 49).

Le deuxième obstacle est l'injustice épistémique. La faible autonomie du système de santé devrait être située dans une mondialisation des savoirs où sévissent des injustices épidémiques entre le Sud global et le Nord. En effet, la santé globale est perçue par les experts du Sud comme « un des outils les plus efficaces de domination et de contrainte sociale, politique, et épistémique » (M. Dahdah, A. Falisse et J-B. Lurton, 2021, p. 15) du Nord sur le Sud propageant ainsi une suprématie d'une médecine publique coloniale dans laquelle, les colonisés sont perçus comme des ignorants, y compris de leurs propres maladies (M. Dahdah, A. Falisse et J-B. Lurton, 2021). En effet, la santé globale ne prend pas suffisamment en compte les contextes locaux (J-P. Gaudillière, C. Isambert et P-A. Juven, 2020). La mise sur agenda d'un problème de santé s'appuie sur des indicateurs objectivement vérifiables. Les chiffres sont omniprésents (seuils, effectifs, fréquences, probabilités, tests statistiques), et ils ont une importance décisive dans la définition du problème autant que dans les modalités de réponse. Pourtant la Covid-19 au Burkina Faso dément ces catégories de construction des politiques publiques. Ni les projections catastrophiques de l'OMS, ni celles des mathématiciens nationaux, n'ont été vérifiées. En effet, le nombre de cas situé à 2856 et la mortalité ne reflètent en rien cette prévision de catastrophe. Les controverses sur la médecine traditionnelle aussi bien dans les essais cliniques que dans les traitements ordinaires sont des preuves de cette injustice épistémique.

Le dernier obstacle renvoie à l'inexistence d'un modèle systématisé de gestion des connaissances. Un système de santé apprenant s'appuie également sur une économie de la connaissance, donc sur la mise en place d'une véritable culture de l'apprentissage. Le système de santé n'a pas pu tirer des expériences de sa propre histoire de la gestion des épidémies. La Covid-19 a mis en évidence une absence de stratégie de capitalisation de la gestion des épidémies. Pourtant l'histoire nous apprend qu'en 1786, une épidémie de la peste à Saint-Louis au Sénégal qui avait été gérée selon les mêmes directives avait débouché sur une révolte des femmes, car leurs maris avaient été arrêtés par l'administration coloniale (J. Revel, 2014). Récemment, les leçons tirées de l'intervention de l'épidémie d'Ebola en Guinée et en Sierra-Leone (J-P. Gaudillière, C. Isambert et P-A. Juven, 2020) avait montré que la santé mondiale serait inefficace dans la riposte contre les nouvelles épidémies.

Aujourd'hui aucun de ses obstacles ne semblent être levés. Les associations des commerçants ne sont guère mieux préparées à une éventuelle pandémie. Aucun mécanisme de collecte des données morbides, et la gestion des déchets dans les marchés ne fonctionne pas. Seules les souffrances reviennent à la mémoire des citoyens et aucune réforme majeure n'est mise en place pour la gestion des pandémies complexes.

BIBLIOGRAPHIE

BENHAMOU Salima et LORENZ Edward, 2020, *Les organisations du travail apprenantes : enjeux et défis pour la France*, Document de travail, Paris.

COUTELLEC Léo, 2015, *La science au pluriel. Essai d'épistémologie pour des sciences impliquées. Célébration du xxe anniversaire du groupe Sciences en question*, Paris.

DAHDAH Marine, Al FALISSE Jean-Benoît, et LURTON Grégoire, 2021, « Ignorance et santé globale Stratégies et acteurs de la réponse à la Covid-19 dans des pays dits des Suds » *Revue d'Anthropologie des Connaissances*, 15, Numéro 4, http://journals. openedition. org/rac/23685

FOMO Bruno, 2025, *La construction des maisons individuelles Le guide pratique du suivi des travaux*, Paris, EMS Management et Sociétés.

GAUDILLIÈRE Jean-Paul, IZAMBERT Caroline et JUVEN Pierre-André, 2020, *Pandémopolitique : réinventer la santé en commun*, Paris, La Découverte.

KEROUEDAN Dominique, 2014, *Santé internationale. Les enjeux de santé au Sud*, Presses de Sciences Po, Paris.

KUDITSHINI Jacques Tshibwabwa, 2024, « Savoirs endogènes et savoirs dits « scientifiques » à l'aune de la COVID 19. De la rupture épistémologique à la reconnexion des savoirs » *Global Africa*, n°5, p. 200-214.

OBSERVATOIRE MONDIALE DE LA SANTÉ, 2025, *Cinq ans post-covid. La santé mondiale entre fragmentation, appel à la souveraineté et recomposition : entretien avec Stéphanie Tchiombiano* / Institut de relations internationales et stratégiques IRIS. France.

REVEL Jacques, 1970, « Autour d'une épidémie ancienne : la peste de 1666-1670 », *Revue d'histoire moderne et contemporaine,* T. 17, no 4, p. 953-983 doi:https://doi.org/10.3406/rhmc.1970.2125

SAGAN Anna, GREER Scoot L., WEBB Erin, MCKEE Martin, MUSCAT Natasha Azoppardi, LESOFF Suszy et MATA de la Isabel, 2022, « Renforcer la résilience des systèmes de santé à l'ère de la Covid-19 », *Eurohealth,* n°28, n°1, p. 4-9.

TAGODOE Kouassi et MESTRE Christophe, 2017, *Manuel de capitalisation des expériences*, Lomé/Lyon, Irfodel/Profadel, url http://www.profadel.net/pictures/field/actualidades/Manuel%20capitalisation%20PROFADEL.pdf

VILLEVAL Philippe et DELVILLE Philippe Lavigne, 2004, Capitalisation d'expériences… expérience de capitalisations : comment passer de la volonté à l'action ? *Traverses,* n°15,

YUSOFF Malek Shah Bin Mohd, 2005, Le service public : une organisation apprenante L'expérience malaisienne. *Revue internationale des sciences administratives*, 71 (3), 497-510.

TABLE DES MATIÈRES

Structures éditoriales du groupe L'Harmattan

L'Harmattan Italie
Via degli Artisti, 15
10124 Torino
harmattan.italia@gmail.com

L'Harmattan Hongrie
Kossuth l. u. 14-16.
1053 Budapest
harmattan@harmattan.hu

L'Harmattan Sénégal
10 VDN SICAP AMITIE 3
BP 45034 Dakar-Fann
direction@senharmattan.com

L'Harmattan Cameroun
Tsinga/Derrière polyclinique FECAFOOT
BP 11486 Yaoundé
Jacques.koukam@harmattan.fr

L'Harmattan Burkina Faso
Villa 281, secteur 23 623, rue 14.32
Ouagadougou
zagbie@outlook.fr

L'Harmattan Guinée
Almamya, rue KA 028 OKB Agency
BP 3470 Conakry
harmattanguinee@yahoo.fr

L'Harmattan RDC
185, avenue Nyangwe
Commune de Lingwala – Kinshasa
matangilamusadila@yahoo.fr

L'Harmattan Congo
219, avenue Nelson Mandela
BP 2874 Brazzaville
deunovmikhael@gmail.com

L'Harmattan Mali
Immeuble Mgr Jean Marie Cissé
Aci Hamadallaye
BP 145 Bamako
syllaka@yahoo.fr

L'Harmattan Togo
Djidjole – Maison Amela
face EPP BATOME
02 BP 20680 Lomé
didieramela11@gmail.com

L'Harmattan Côte d'Ivoire
Résidence Karl – Cité des Arts
Abidjan-Cocody
03 BP 1588 Abidjan
harmattan.ivoire@gmail.com

L'Harmattan Bénin
Rue 604, (Immeuble à l'entrée
de la rue UCAO- Cite de Saint-Jean)
Cotonou
stepcorpus@gmail.com

Nos librairies en France

Librairie internationale
16, rue des Écoles
75005 Paris
librairie.internationale@harmattan.fr
01 40 46 79 11
www.librairieharmattan.com

Librairie des savoirs
21, rue des Écoles
75005 Paris
librairie.sh@harmattan.fr
01 46 34 13 71
www.librairieharmattansh.com

www.ingramcontent.com/pod-product-compliance
Lightning Source LLC
LaVergne TN
LVHW021220061026
849535LV00008B/2833
* 9 7 8 2 3 3 6 5 9 6 8 8 4 *